# Geschwisterkinder erziehen

## Ratgeber für alle Eltern und Familien, die Geschwister erwarten

## Erziehung als Team, ohne Streit und Eifersucht



**Expertengruppe Verlag**



Die Inhalte dieses Buches wurden mit größter Sorgfalt erstellt. Für die Richtigkeit, Vollständigkeit und Aktualität der Inhalte kann jedoch keine Gewähr übernommen werden. Der Inhalt des Buches repräsentiert die persönliche Erfahrung und Meinung des Autors. Es wird keine juristische Verantwortung oder Haftung für Schäden übernommen, die durch kontraproduktive Ausübung oder durch Fehler des Lesers entstehen. Es kann auch keine Garantie auf Erfolg übernommen werden. Der Autor übernimmt daher keine Verantwortung für das Nicht-Gelingen der im Buch beschriebenen Methoden.

Sämtliche hier dargestellten Inhalte dienen somit ausschließlich der neutralen Information. Sie stellen keinerlei Empfehlung oder Bewerbung der beschriebenen oder erwähnten Methoden dar. Dieses Buch erhebt weder einen Anspruch auf Vollständigkeit, noch kann die Aktualität und Richtigkeit der hier dargebotenen Informationen garantiert werden. Dieses Buch ersetzt keinesfalls die fachliche Beratung und Betreuung durch einen Arzt oder Psychologen. Der Autor und die Herausgeber übernehmen keine Haftung für Unannehmlichkeiten oder Schäden, die sich aus der Anwendung der hier dargestellten Information ergeben.

# Geschwisterkinder erziehen

## Ratgeber für alle Eltern und Familien, die Geschwister erwarten

## Geschwistererziehung

-

## Erziehung als Team, ohne Streit und Eifersucht

Expertengruppe Verlag

# INHALTSVERZEICHNIS

# ÜBER DIE AUTORIN

Johanna Burgstein lebt zusammen mit Ihrem Mann Stefan und den beiden Kindern Ben (6) und Lena (8) im schönen Rheinland.

Schon seit dem Studium der Pädagogik vor über 10 Jahren beschäftigt sie sich mit allgemeinen erziehungswissenschaftlichen Themen, die dem Bereich der Kindererziehung zuzuordnen sind. Neben den hauptberuflichen Aufgaben in der Familienberatung nimmt das Schreiben von Texten zu diesen Themen nun immer mehr Zeit in Anspruch.

Bei ihren Büchern liegen ihr solche Themen besonders am Herzen, bei denen sie nicht nur theoretische Erkenntnisse und Grundlagen vermitteln, sondern auch eigene Erfahrungen mit einbringen kann. Dabei fließen nicht nur Erfahrungen aus der Beratung in die Bücher mit ein, sondern auch jede Menge Erlebnisse aus der Erziehung ihrer eigenen Kinder.

Jede ihrer Veröffentlichungen basiert daher neben den unverzichtbaren wissenschaftlichen Grundlagen auch auf ganz persönlichen Erfahrungen und Erkenntnissen. So entstehen nicht nur rein sachliche Abhandlungen, sondern praktische Ratgeber mit breitem Wissen und nützlichen Hinweisen, die leicht verstanden und umgesetzt werden können.

Johanna Burgstein erschafft so leicht zu lesende Werke, die dem Leser in entspannter und angenehmer Atmosphäre einen Einblick in Themenfelder geben, von denen die meisten schon allgemeine Einblicke erhalten haben, aber eine strukturierte und umfassende Betrachtung bislang fehlt.

# VORWORT

Geschwister, das magische Band, das sich kaum zertrennen lässt. Vom ersten Moment an sind sie ein Leben lang verbunden.

Wenn sich die Familie vergrößert und ein Geschwisterkind dazu kommt, bringt das für alle Familienmitglieder eine Veränderung. Ganz besonders aber bei unseren Kindern. Sie sind in ihren jungen Jahren vielleicht gerade dabei, durch die Ankunft des Geschwisterkindes in die erste Krise in ihrem Leben zu rutschen.

Unsere ältere Tochter Lena war 2 Jahre alt, als ihr jüngerer Bruder Ben auf die Welt kam. Aufgrund meiner pädagogischen Ausbildung und Erfahrung war auch das Thema „Entthronungstrauma“ nichts Neues für mich. Doch in der Theorie hört sich das ganz anders an, als wenn man sich damit auseinandersetzt, wenn es einen selber betrifft.

Ich erlebte die Anfangszeit mit meinen beiden Kindern als eine große Herausforderung. Lena hatte große

Mühe, die Veränderung anzunehmen. Dies zeigte sie uns mit gezielter Provokation und richtete ihre Wut teilweise auch gegen ihren jüngeren Bruder. Wir wussten manchmal kaum noch weiter. Die Nächte waren kurz, unsere Energie am Limit und die Situation wurde so schnell nicht besser. Dabei hätten wir uns doch so sehr gewünscht, dass unsere beiden Kinder ein Herz und eine Seele sind.

Obwohl ich in meiner Ausbildung viel darüber gelernt hatte, widmete ich mich diesem Thema in dieser Zeit nochmals intensiv. Ich wollte hinter das Verhalten meiner Tochter blicken, sie verstehen und ihre Bedürfnisse erkennen.

Ich erkannte, was ich bisher übersehen hatte und begann, gezielter auf ihre Bedürfnisse einzugehen. Die Situation zwischen den Geschwistern entspannte sich tatsächlich. Lena schien zu begreifen, dass ihr Bruder ihr nichts wegnimmt, sie schien sich wohler und besser verstanden zu fühlen. Mit der Zeit wurde das Verhältnis zu ihrem Bruder entspannter und sie entwickelte liebevolle Gefühle für ihn.

Das hat mich darin bestärkt, wie wichtig es ist, einfühlsam auf unsere Kinder einzugehen und zu versuchen zu verstehen, was in ihnen vorgeht und was sie von uns brauchen. Diese Erfahrung anhand von Hintergrundwissen möchte ich gerne an alle werden Mehrfachmütter und -väter weitergeben.

Ein zentraler Aspekt, der uns ebenfalls sehr geholfen hatte, war das Tandemstillen. Indem ich Lena weiter stillen ließ und sie dies mit ihrem Bruder gleichzeitig machen durfte, hatte ich das Gefühl, das ihr das besonders gezeigt hat, dass sie nicht teilen muss, sondern dass es für beide genug gibt. Das meine ich einerseits auf die Milch bezogen und anderseits auch auf meine Liebe zu den beiden. Ich bin überzeugt, dass die dadurch entstandene Verbundenheit die Beziehung der beiden gestärkt hat.

Als Eltern versteht man oft nicht, warum es schon wieder zum Streit kommt. Erst gerade bin ich aus dem Kinderzimmer raus, da höre ich auch schon Lena wieder, wie sie mit ihrem Bruder schimpft und dieser fängt prompt an zu weinen. Ich zähle innerlich bis 10 und da ruft es auch schon „Mama!“ aus dem Kinderzimmer. Es kann uns Eltern schon an den Rand unserer Nerven bringen, das gebe ich zu.

Du denkst vielleicht, es sind nur Deine Kinder, die sich ständig streiten. Ich kann Dich beruhigen, es geht fast in allen Familien ähnlich zu. Auch meine beiden Kinder – obwohl sie mittlerweile schon größer sind – streiten sich nach wie vor. Das ist okay und sogar gut so.

Du fragst Dich vielleicht oft, warum kommt es überhaupt zu Streit? Was steckt dahinter und was bewirkt es? Auch auf das möchte ich noch näher eingehen. Es geht immer wieder darum, hinter die Fassade zu blicken, um zu verstehen, was vor sich geht.

Ich werde oft gefragt, wie ich eine harmonische Familienatmosphäre schaffe. Das kann ich in ein paar einfachen Sätzen kaum beschreiben. Es ist wahrscheinlich ein Mix aus der Haltung, die ich und mein Partner vertreten und dem Umgang, den wir gemeinsam mit unseren Kindern pflegen.

Wichtig ist uns, einen empathischen, rücksichtsvollen Umgang untereinander zu pflegen. Jeder hat die gleichen Rechte und wir begegnen uns auf Augenhöhe. Wir berücksichtigen die Bedürfnisse jedes einzelnen Familienmitglieds und richten unser Zusammenleben an der sogenannten gewaltfreien Kommunikation aus.

Die gewaltfreie Kommunikation möchte ich Dir gerne näherbringen, weil es eine wunderbare Art und Weise ist, empathisch zu kommunizieren. Es hat mir schon bei manch einem Konflikt geholfen auf eine respekvolle Art zwischen meinen Kindern zu vermitteln. Ganz besonders berührt es mich, wenn ich merke, dass meine Kinder das Kommunikationsmuster übernehmen und untereinander das Konzept ebenfalls unbewusst anwenden.

Vorleben ist etwas, das bei uns großgeschrieben wird, gerade auch was Höflichkeiten angeht. Obwohl wir unsere Kinder nicht gebeten haben, „Danke“, „Bitte“ oder „Guten Tag“ zu sagen, so tun sie es doch trotzdem von sich aus. Dasselbe gilt für das Entschuldigen, wir bitten nie um eine Entschuldigung, freuen uns aber umso mehr, wenn eine von Herzen kommt.

Das Buch soll Dir helfen, die Geschwisterthematik besser zu verstehen. Ich erläutere die Hintergründe, welche Charaktereigenschaften welcher Geschwisterkonstellation zugeschrieben werden und was es mit Einzelkindern oder Zwillingen auf sich hat. Vielleicht erkennst Du Dich selbst oder Deine Beziehung zu Deinen Geschwistern darin wieder.

Ich möchte Dir einen Leitfaden geben, der Dir Hintergrundwissen, Hinweise und Tipps gibt für Deine Familie. Anhand meiner eigenen Erfahrung weiß ich, wie schwierig und herausfordernd es sein kann und gleichzeitig möchte ich euch bestärken, dass auch ihr es als Familie schaffen könnt, eine harmonische Familienatmosphäre zu schaffen.

Dies bedeutet nicht, dass ihr nicht streiten sollt. Das ist überhaupt nicht das Ziel. Vielmehr gebe ich Dir mit auf den Weg, wie ihr einander besser verstehen könnt. Was geht in Deinen Kindern vor und was benötigen sie von Dir?

Habe Geduld mit Dir selbst und mit Deinen Kindern. Scheint die Situation überzuschwappen oder ist das Fass fast voll, atme tief durch. Geschwisterrivalitäten bringen uns manchmal an unsere Grenzen.

Ich hoffe, ich kann Dir mit meinen Tipps und Beispielen aus der Therapeutik und meinem Alltag helfen, zu sehen, dass Du nicht allein bist und dass es durchaus einen Weg gibt, wie wieder etwas Familienharmonie hergestellt werden kann.

Für eine bessere Leserlichkeit schreibe ich in diesem Buch immer vom älteren Kind in der Einzahl. Mehrere Kinder sind hierbei aber immer miteingeschlossen gemeint.

Die Beispiele sind aus meinem privaten Leben sowie meinem Arbeitsalltag. Alle Altersangaben sind korrekt, aber alle Namen sind von mir geändert worden.

# - Kapitel 1 -

# GESCHWISTER – WAS STECKT DAHINTER?

Die Geschwisterbeziehung ist wohl die am längsten anhaltende Beziehung in unserem Leben. Sie ist meist länger, als die zu unseren Eltern, dem Partner oder den eigenen Kindern. Die Beziehung zu den Geschwistern begleitet uns ein Leben lang. Eine Verbindung, die man sich nicht aussuchen kann, sondern die einem das Leben einfach mitgibt.

Ob man mit Geschwistern aufwächst, Einzelkind ist oder sogar einen Zwilling an der Seite hat, prägt den Menschen ein Leben lang.

Eine andere Form von Geschwistern sind Stiefgeschwister. Zwar sind sie nicht leiblich verwandt, aber je nach dem, in welchem Alter man mit den Stiefgeschwistern zusammenkommt und wie groß der Altersunterschied ist, kann sich genauso eine innige

Geschwisterbeziehung entwickeln, wie bei herkömmlichen Geschwistern.

Wie sieht es mit den Geschwisterbeziehungen im Vergleich zu früher aus? Wie sich unser alltägliches Leben verändert hat, so haben sich auch Geschwisterbeziehungen verändert. Heute wachsen die wenigsten Kinder in Großfamilien auf, was früher eher die Norm, als der Einzelfall war. Viele sozio-kulturelle Veränderungen im Laufe der Zeit haben auch die heutigen Familiensysteme und die Beziehungen unter den Familienmitgliedern geprägt.

Nicht nur die Familie, auch der Charakter und die Entwicklung hängen zu einem Teil von der Geschwisterkonstellation ab. Studien zeigen, dass sich durchaus Charaktereigenschaften zu den jeweiligen Geschwisterreihenfolgen und -konstellationen zuordnen lassen. Und trotzdem muss das nicht auf alle gleichermaßen zutreffen.

Das beste Beispiel kennst Du aus Deinem Bekanntenkreis vielleicht sogar selber: Es gibt die „typischen“ Einzelkinder mit den ihnen zuge-schriebenen Charaktermerkmalen, die vielleicht etwas egozentrischer denken, als Geschwisterkinder und dann gibt es aber auch die ganz und gar untypischen Einzelkinder, bei denen Du gedacht hättest, sie seien in einer großen Familie mit vielen Geschwistern aufgewachsen.

Es heißt ja nicht, dass in Studien bei allen Probanden die gleichen Charaktereigenschaften festgestellt wurden, sondern man konnte erkennen, dass es auf einen Großteil zutrifft. Trotzdem ist es interessant zu sehen, welche Auswirkungen die Konstellation bzw. die Reihenfolge der Geschwister auf unser Leben haben oder wie es unsere Kinder beeinflusst.

## GESCHWISTERBEZIEHUNGEN FRÜHER UND HEUTE

Wenn wir zwei bis drei Generationen zurückblicken, stellen wir fest, dass Kinder in dieser Zeit mit wesentlich mehr Geschwistern aufgewachsen sind. Die Familien waren noch viel größer und die Kinder hatten mit den Erwachsenen viel weniger Kontakt, als heute. Die Eltern gingen ihren Arbeiten nach und die Kinder waren öfters unter sich.

Die älteren Geschwister waren oft für die Versorgung der jüngeren Geschwister zuständig. Die Aufgaben waren klar verteilt, so war zum Beispiel die älteste Schwester das Oberhaupt der Geschwisterreihe und für die Arbeiten im Haushalt verantwortlich.

Die älteren Geschwister waren Vorbilder für die jüngeren. Ihre Aufgabe war es, Fertigkeiten weiter-zugeben, um den Alltag bewältigen zu können. Von den Jüngeren wurde erwartet, dass sie sich unterordnen und sich an den Älteren orientieren. Das Erziehungsideal bestand in Konformität und Uniformität, das heißt Anpassung an Traditionen,

Sitten und Gebräuche. Es sollte am liebsten kein Kind aus der Reihe tanzen. Für Individualität war wenig Platz.

Im Vergleich zu damals, wachsen die Geschwister heute in unserem Kulturkreis ganz anders auf. Fertigkeiten, um den Alltag zu meistern, werden oft von den Eltern an die Kinder weitergegeben und es gibt keine Rangfolge oder strikte Rollenverteilung, wie es früher unter den Geschwistern der Fall war. In den meisten Familien werden alle Personen als gleichberechtigt angesehen.

War früher Individualität eher ein Fremdwort, so sind Familien heute geprägt vom Individualismus. Die Geschwister werden früh dazu ermuntert, eigenen Interessen nachzugehen und ihre eigene Meinung zu vertreten. Individualität hat eine große Bedeutung erlangt. Die Erziehung ist – unabhängig von der Schichtzugehörigkeit – partnerschaftlicher und gleichberechtigter geworden.

Ein anderer Unterschied ist, dass früher Kinder mit weniger Veränderungen im Leben konfrontiert waren. Im Vergleich zu heute, wo die Kinder mit vielen prägenden Einflüssen konfrontiert sind. Die Zunahme an Mobilität, die beruflichen Veränderungen der Eltern, Scheidungen, neue Lebenspartner der Eltern, häufigeres Umziehen, Wechsel von Kindergarten / Schule, das sind alles Umwelteinflüsse, die heute auf unsere Kinder einwirken. Diese Einflüsse prägen auch die Geschwisterbeziehung.

Ein weiterer offensichtlicher Aspekt ist, dass Geschwister heute viel weniger Zeit miteinander verbringen und sich folglich weniger miteinander befassen. Das wirkt sich auf die Bindung zwischen den Geschwistern aus.

Geschwister übernehmen aber nach wie vor eine wichtige Sozialisierungsfunktion füreinander. Grundlegende Fertigkeiten, wie z.B. motorische Fähigkeiten oder verbale Ausdrücke können voneinander gelernt werden.

Die Erfahrungen mit den Geschwistern in der Kindheit bilden den Nährboden für unseren Umgang mit Nähe und Vertrautheit, mit Konkurrenz und Ablehnung, mit Konflikt und Versöhnung.

Kinder verbringen heute viel mehr Zeit mit den Eltern oder mit erwachsenen Personen. Diese Lebensweise heutzutage führt dazu, dass auch von uns Eltern viel mehr gefordert wird. Früher wurden Streitigkeiten unter den Geschwistern ausgetragen, die Älteren haben nur eingegriffen, wenn es nötig war, aber die Eltern wurden damit nicht ständig konfrontiert, denn diese hatten selbst viel zu tun. Das heißt, Geschwisterstreitereien wurden viel häufiger untereinander ausgetragen.

Heute sind die Eltern die erste Anlaufstelle, wenn es zu Streit unter den Geschwistern kommt. Das benötigt viel Empathie und Verständnis unsererseits. Wir müssen Streitigkeiten nicht schlichten, aber wir können unsere Kinder in der Konfliktsituation begleiten, ihnen einen einfühlsamen Weg zeigen und sie in ihrer Konfliktlösung bei Bedarf unterstützen.

Das hört sich einfach an, benötigt aber ganz viel Einfühlvermögen, Ausdauer und Geduld unsererseits. Es lohnt sich aber auf jeden Fall, die Kinder in ihren Konflikten zu begleiten. Die Beziehung zwischen Eltern und Kind sowie unter den Geschwistern wird gestärkt und eine Vertrauensbasis wird geschaffen.

## GESCHWISTERKONSTELLATIONEN

Ob man allein, mit Geschwistern oder mit einem Zwilling aufwächst, kann man nicht beeinflussen. Jede Form bringt ihre Vor- und Nachteile. Das Einzelkind sehnt sich nach einem Spielpartner und das Kind mit Geschwistern wünscht sich mehr Raum für sich oder mehr Nähe allein mit den Eltern. Zwillinge haben zwar eine ganz eigene Vertrautheit untereinander, dafür werden sie oft im Doppelpack wahrgenommen anstelle der eigenständigen Person. So wird man in jeder Konstellation etwas besonders schätzen und etwas vermissen.

## GESCHWISTER

Wohl kaum eine andere Beziehung im Leben ist so geprägt von Ambivalenz, wie die zwischen Geschwistern. Man kann nicht mit ihnen und noch weniger ohne sie. Eine Verbindung schwankend zwischen Liebe, Vertrautheit, gegenseitiger Unterstützung, Rivalität, Eifersucht und Hass. Nichts wird ausgelassen.

Warum ist das so? Die Forschung sagt, Geschwister, die sich reibungslos vertragen, sind verdächtig. Zu besonders intensiven und konfliktfreien Beziehungen unter Geschwistern kommt es, wenn es den Kindern an zuverlässiger elterlicher Zuwendung fehlt. Wo es an Elternliebe fehlt, werden die Geschwister füreinander ein wesentlicher Teil auf der Suche nach ihrer persönlichen Identität. Das heißt, eine Beziehung unter Geschwistern mit Streit, Rivalität und Eifersucht ist gesünder, als eine, die ausgeglichen und ohne große negative Gefühle flach verläuft.

Auch ungleiche Behandlung der Eltern beeinflusst die Entwicklung der Beziehung unter Geschwistern. Es kommt bei Bevorzugung eines der Kinder viel öfters zu Neid, Eifersucht und Rivalität.

Die Geschwisterforschung in der Psychologie hat sich lange nur auf die problematischen Aspekte dieser Beziehung konzentriert und dabei hauptsächlich die geschwisterliche Rivalität und Eifersucht untersucht.

Das beginnt beim ersten Brudermord in der Geschichte der Menschheit. Kain erschlägt seinen Bruder Abel, weil er sich im Nachteil fühlt. Ebenso sind die biblischen Geschichten von Jakob und Esau, Josef und seinen Brüdern oder dem verlorenen Sohn allesamt Eifersuchtsdramen. Auch in Mythen und Märchen findet man das Thema der Bevorzugung des einen und der Zurückweisung des anderen Kindes. Rivalität unter Geschwistern scheint etwas, das schon immer existiert hat.

Die US-amerikanische Autorin Francine Klagsbrun führte für ihr Buch „Der Geschwisterkomplex" zahlreiche Interviews mit erwachsenen Brüdern und Schwestern durch. Überrascht hatte dabei die große Emotionalität der befragten Geschwister. Reife Frauen hätten sich plötzlich wieder angegiftet und gestandene Männer hätten sich in kleine, unsichere Jungs verwandelt, sobald man auf den großen Bruder zu sprechen kam.

Das unsichtbare Band, das Geschwister verbindet, ist etwas, das schwer zu durchtrennen ist, auch wenn man es manchmal gerne durchschneiden würde.

Geschwister zu haben, hat aber auch schöne Seiten. Gerade bei einem geringen Altersabstand erleben sie in der Kindheit oft viel Gemeinsames. Sie entwickeln manchmal ihre ganz eigene Sprache und benutzen Codes für ihre Verständigung. Sie lernen zu teilen und Verantwortung zu übernehmen, sowie fürsorglich zu sein.

Zu den Eltern steht man in einem Abhängigkeitsverhältnis und unterliegt einer gewissen Hierarchie. Nicht so unter Geschwistern, sie sind gleichberechtigt. Bruder und Schwester sind einander die herrlichsten und direktesten Kritiker. Die eigenen Geschwister zu kritisieren, fällt leichter als die Eltern oder Freunde. Denn hier sind keine Strafen zu erwarten, wie von den Eltern und es droht auch kein Freundschaftsabbruch.

Meist durchlaufen Geschwisterbeziehungen verschiedene Phasen. Ist das Verhältnis in der Kindheit / Pubertät eher durch Streiten und Rivalität geprägt, empfinden Geschwister im erwachsenen Alter häufig eine engere Beziehung.

## EINZELKIND

In Deutschland ist etwa ein Viertel aller Kinder Einzelkind. Etwa die Hälfte aller Kinder hat 1 Geschwisterkind und das andere Viertel sind Kinder mit mehr als 1 Geschwister.

Das Klischee vom verwöhnten Einzelkind, das nicht teilen kann und immer verhätschelt wird, hält sich bis heute in vielen Köpfen. Doch ist das wirklich so?

Entstanden ist diese Denkweise wahrscheinlich im Jahr 1896, als der Pädagoge E.W. Bohannon von der Clark University in Massachusetts Probanden einen Fragebogen ausfüllen ließ. Dabei ging es um Fragen zum Gemüt von beliebigen Einzelkindern, die den Teilnehmern in den Sinn kamen. In fast allen Fällen beschrieben sie die Person als „übertrieben verwöhnt". Andere Fachkollegen waren derselben Meinung wie Bohannon.

Im 21. Jahrhundert gab es dann erstmals Gegenwind zu dieser Theorie. Toni Falbo, Psychologin an der University of Texas in Austin und selbst Einzelkind, wehrt sich gegen die Vorstellung, nur mit Geschwister könne man zu einem anständigen Menschen heranwachsen. Sie hat in ihrer Arbeit mehr als 200 Studien seit dem Jahr 1986 unter die Lupe genommen und ist zu dem Schluss gekommen, dass die Charakterzüge von Einzel- und Geschwisterkindern sich nicht unterscheiden. Nur die Beziehung zu den Eltern scheint bei den untersuchten Einzelkindern besonders eng zu sein.

Eine Untersuchung aus dem Jahr 2018 bestätigte ebenfalls, dass die Beziehung von Einzelkindern zu ihren Eltern als intensiver wahrgenommen wird. Dabei ging es vor allem um die Qualität der Beziehung zwischen dem Kind und den Eltern. Die Eltern-Kind-Beziehung wurde als sehr gut aufgefasst, wenn das Kind angab, es falle ihm leicht, sowohl mit seiner Mutter als auch mit seinem Vater über wichtige persönliche Dinge zu sprechen.

Was sagen Einzelkinder zu ihrer Rolle? Trotz der engen Beziehung zu den Eltern bedauern es die meisten Einzelkinder, ohne Geschwister aufgewachsen zu sein. Meistens fehlte es ihnen in ihrer Kindheit, einen vertrauten Spielkameraden an ihrer Seite zu haben.

Man beobachtet tatsächlich häufig bei Einzelkindern im Vorschulalter, dass sie öfters fiktive Freunde haben, mit denen sie den Alltag teilen, als Kinder mit Geschwistern. Das ist aber nicht etwas, das einem als Eltern Sorgen bereiten muss. Im Gegenteil, mit dem imaginären Freund fördern die Kinder so sogar die Kommunikationsfähigkeit und soziale Entwicklung.

Es gibt aber auch Hinweise, dass Einzelkinder etwas weniger bereit sind, sich mit anderen zu arrangieren. Die Ein-Kind-Politik in China, welche bereits seit 36 Jahren herrscht, bringt neue Erkenntnisse zu diesem Thema. Einzelkinder erreichten bei einer Befragung geringere Werte im Wesenszug Verträglichkeit. Besonders verträgliche Menschen sind gemäß dem Fünf-Faktoren-Modell der Persönlichkeit altruistisch, hilfsbereit, mitfühlend und kooperativ. Wer wenig verträglich ist, wird häufig als streitbar, misstrauisch und egozentrisch sowie als stärker wettbewerbs-orientiert charakterisiert.

Einzelkinder zeigen sich dafür als kreativer und scheinen die besseren Querdenker zu sein. Vor allem in der Kategorie flexibles Denken haben sie die Nase vorn. Die Erklärung kann sein, dass Einzelkinder sich häufiger allein beschäftigen und so notgedrungen früh erfinderisch werden.

Heutzutage wachsen Einzelkinder zudem anders auf, als früher. Haben sie viele soziale Kontakte zum Beispiel in der Kita und ist das Kind häufig umgeben von anderen Kindern, werden die Unterschiede im Vergleich zu einem Kind mit Geschwistern weniger groß sein.

ZWILLINGE

Ein sehr eindrucksvolles Beispiel zu eineiigen Zwillingen: Die berühmten „Jim-Twins“ waren eineiige Zwillinge, die kurz nach ihrer Geburt getrennt wurden. Sie hatten sich 39 Jahre nicht gesehen und keinen Kontakt gehabt. In Minnesota nahmen sie dann an einer Zwillingsstudie teil und es wurde nicht schlecht gestaunt, wie ähnlich ihre Leben unabhängig voneinander verlaufen sind. Beide waren zweimal verheiratet gewesen: Das erste Mal mit einer Linda, das zweite Mal mit einer Betty. Ihre Söhne hatten sie praktisch identisch getauft: „James Alan“ und „James Allan“. Beide hatten in ihrer Kindheit einen Hund mit dem Namen „Toy“. Auch beruflich hatten sie ähnliche Wege eingeschlagen, arbeiteten zeitweise in einer Tankstelle und als Hilfssheriff. Sie rauchten die gleiche Zigarettenmarke, kauten beide zwanghaft an ihren Nägeln und in den Gärten von beiden findet sich eine gezimmerte Bank um einen Baum herum. So wird angenommen, dass die Gene einen Einfluss auf unsere täglichen Entscheidungen haben.

Zwillinge haben immer ihren Spielkameraden im gleichen Alter an ihrer Seite, der gemeinsam mit ihnen aufwächst, sich ähnlich entwickelt, der Interessen und Leidenschaften teilt. Und es scheint wirklich so zu sein, dass Zwillinge sich besonders eng miteinander verbunden fühlen. In Untersuchungen nannten die Befragten ihren Zwilling häufiger als ihre wichtige Bezugsperson, als das andere Geschwister untereinander taten.

Auch weitere Untersuchungen ergaben, dass Zwillinge in den Befragungen eine starke Bindung und Verbundenheit mit ihrem Zwillingsparnter angeben. Im Vergleich stehen sie sich gegenseitig näher, als den anderen Geschwistern.

Zwillinge bauen weniger auf den Rückhalt der Eltern, der Freunde und sogar des Partners. Zwillingspaare scheinen beieinander etwas zu finden, was ihnen andere Beziehungen nicht bieten können. Zudem intensiviert sich die Beziehung offenbar mit der Zeit, was aber auch bei Geschwistern der Fall ist.

Im Vergleich sind erwachsene eineiige Zwillinge enger miteinander verbunden, als zweieiige. Das beruht auf der genetischen Ähnlichkeit und den gemeinsamen Erfahrungen.

„Da eineiige Zwillinge tendenziell ein engeres Verhältnis haben als zweieiige, die wie normale Geschwister nur 50 Prozent ihres Erbguts gemeinsam haben, muss die genetische Ähnlichkeit die Qualität der Beziehung entscheidend beeinflussen", so Rainer Riemann, Professor für differenzielle Psychologie an der Universität Bielefeld. „Wir wissen aus Untersuchungen, dass der Tod des anderen für eineiige Zwillinge einschneidender ist, als für andere Geschwister. Außerdem leiden sie mehr darunter, wenn es zu Konflikten mit dem anderen kommt. Möglicherweise steckt dahinter der Gedanke: „Wenn wir uns doch so ähnlich sind, muss hier etwas grundlegend schiefgelaufen sein."

Für soziale Beziehungen spielt die biologische Verwandtschaft folglich eine wichtige Rolle. Wer genetisch so identisch ist, hat sehr wahrscheinlich auch eine ähnliche Persönlichkeit, teilt ähnliche Einstellungen und Interessen, landet in vergleichbaren Lebenssituationen und ist somit eher auf einer Wellenlänge. Diese Gemeinsamkeiten bilden das Fundament für die besondere Beziehung zwischen eineiigen Zwillingen.

# GESCHWISTERREIHENFOLGE

Es ist mittlerweile durch verschiedene Forschungen belegt, dass unser Leben dadurch geprägt ist, ob wir als das jüngste, das mittlere (das sogenannte „Sandwich-Kind“) oder das älteste Kind geboren sind. Es lassen sich typische Charaktereigenschaften zu den verschiedenen Geschwisterkonstellationen zuordnen. Wobei hier ebenfalls das Prinzip gilt „Ausnahmen bestätigen die Regel“.

Alfred Adler, ein Entwicklungsforscher, hat sich in den 1920er Jahren mit der Frage „Wie kommt es, dass Geschwister oft so unterschiedlich sind?“ beschäftigt. Er ist zu dem Schluss gekommen, dass es bei der Charakterentwicklung eines Menschen eine wichtige Rolle spielt, ob man als erstes, mittleres oder jüngstes Kind geboren wurde. Adler macht vor diesem Hintergrund verschiedene Geschwistertypen aus, die sich jeweils stark voneinander unterscheiden.

Auch heute noch geht man von dieser Annahme aus. Der Psychologe und Buchautor Dr. Wolfgang Krüger sagt zum Beispiel: „Es ist tatsächlich zu 95 Prozent so, wie Adler sagt. Dennoch: Im Einzelfall ist es immer möglich, dass es ganz anders kommt, als man es aufgrund der Geschwisterkonstellation erwarten würde."

## ERSTGEBORENES KIND

Das erstgeborene Kind erhält erst einmal als einziges die ungeteilte Aufmerksamkeit der Eltern. Damit hat es im Vergleich zu den nachfolgenden Geschwistern einen Vorteil. Der Nachteil kommt aber gleich danach: Es muss mit Ankunft seines Geschwisterchens die schmerzliche Erfahrung machen, dass es entthront wird. Die Aufmerksamkeit gilt plötzlich nicht nur noch ihm und es muss sich an die neue Situation anpassen. Oft helfen sie auch bei der Versorgung der jüngeren Geschwister mit.

Das prägt den Charakter. Erstgeborene wissen, dass sie Anerkennung vor allem für Leistung bekommen. Sie zeichnen sich durch Hilfsbereitschaft und Anpassungsfähigkeit aus, sie sind oft leistungsorientiert und bestimmen gern. Zudem übernehmen sie gerne Verantwortung und gelten als zuverlässig.

Daher findet man unter Managern oder Politikern oft die typischen Erstgeborenen. Das wurde auch in einer Studie der Universität Leiden (Rudy Andeweg/ Steef van den Berger, 2003) mit einer Befragung von 1200 Politikern bestätigt.

Die typischen Charaktereigenschaften der Erstgeborenen sind nicht nur im Beruf zu finden, sondern auch im Privatleben. "Viele Erstgeborene können sich nur schwer hingeben und sind bei Zärtlichkeiten eher zurückhaltend", sagt Dr. Wolfgang Krüger.

## SANDWICH-KIND

Das mittlere Kind wird auch oft als "Sandwich-Kind" bezeichnet, weil es das Kind zwischen den älteren und den jüngeren Geschwistern ist.

Sie sind oft besonders gut darin, ausgleichend zu wirken und sachlich zu bleiben. „Sie arbeiten gern in der zweiten Reihe und sind ehrgeizig, ohne sich in den Vordergrund zu drängen", sagt Dr. Krüger.

Sie sind gute Diplomaten durch ihre Rolle als das Kind zwischendrin. Sie können gut Kompromisse schließen und zwischen den Geschwistern vermitteln. Schwieriger wird es für das Sandwich-Kind, wenn es sich selber mal durchsetzen muss.

Beim mittleren Kind kommt es aber sehr auf die Geschwisterkonstellation an. Ist es der einzige Junge oder das einzige Mädchen unter den Geschwistern, dann ist es sozusagen der „kleine Prinz“ oder die „kleine Prinzessin“. Dann sieht die Situation wieder anders aus.

## NESTHÄKCHEN

Das jüngste der Kinder wird auch als "Nesthäkchen“ bezeichnet, denn es bekommt besonders viel Aufmerksamkeit, weil es das jüngste und vermeintlich das schwächste Mitglied der Familie ist

Es zeichnet sich durch besondere soziale Kompetenzen aus, sowie mit der Fähigkeit zur Nähe. In Partnerschaften ist es sehr zärtlich und hingebungs-voll. Das Nesthäkchen lässt sich auch im erwachsenen Alter noch gerne verwöhnen und sucht sich eher einen Partner, dem es sich unterordnen kann und den es bestimmen lässt.

Die Jüngsten sind meist sehr konfliktfähig und selbständig. Sie gehen lieber Kompromisse ein und suchen im Streit den versöhnlichen Ausgleich. Ältere Geschwister versuchen eher über die Leistungsschiene zu punkten. Das Nesthäkchen besitzt die Fähigkeit, kokett und charmant zu sein.

"Die Jüngsten sind aber auch kreativ und aufgeschlossenen gegenüber Neuem", so Krüger. Das jüngere Geschwisterkind muss sich schließlich für sich eine eigene Nische finden und zwar eine, die noch nicht durch ältere Geschwister besetzt ist.

## STIEFGESCHWISTER

Stiefgeschwister sind biologisch nicht miteinander verwandt, leben jedoch zusammen mit ihrer leiblichen Mutter oder ihrem leiblichen Vater und mit Kindern des Stiefvaters oder der Stiefmutter in einer sogenannten Stieffamilie.

Von Stiefgeschwistern abzugrenzen sind Halbgeschwister. Halbgeschwister haben eine gemeinsame Mutter oder einen gemeinsamen Vater.

Es existieren in Deutschland und vielen anderen Industrieländern immer mehr Patchwork-Familien und somit gibt es auch mehr Stief –und Halbgeschwister. 850.000 Jungen und Mädchen leben laut einer Studie des Bundesfamilienministeriums in Stieffamilien. Dies kann man in Zusammenhang bringen mit der hohen Scheidungs- und Wiederverheiratungsquote.

In der Forschung hat es sich bewährt, Stieffamilien aufzugliedern nach der Dauer ihres Bestehens. Normalerweise verändern sich die Beziehungen zwischen Stiefgeschwistern im Laufe ihres Zusammenlebens in der Stieffamilie.

## STIEFGESCHWISTER IN JÜNGEREN STIEFFAMILIEN

Meist kommen Kinder und Jugendliche nach einer Trennung oder Scheidung, aber manchmal auch nach dem Tod eines Elternteils, in eine Stieffamilie. Davor haben sie meist eine lange Zeit mit einem Elternteil (meist mit der Mutter) zusammengelebt.

Das kann bedeuten, dass ihre Bindung an diesen Elternteil besonders eng und qualitativ hochwertig ist. Ihr Verhältnis zum anderen Elternteil dagegen kann eher zwiespältig oder sogar negativ getönt sein. Dies ist häufig der Fall, wenn die Trennung oder Scheidung der Eltern nicht einvernehmlich erfolgte und die Streitigkeiten um Sorge- und Umgangsrecht noch anhalten.

Für diese Kinder und Jugendlichen ist es anfangs deutlich schwerer, sich in der neuen Familie einzufinden und sie zu akzeptieren. Es fällt ihnen schwerer, Kontakt zu ihren Stiefgeschwistern herzustellen, als Kindern und Jugendlichen, die zu beiden leiblichen Eltern eine gute Beziehung pflegen.

Die Übergangs- und Anpassungsphase in der neuen Familienkonstellation kann mehrere Jahre dauern und es kommt im Alltag häufig zu Spannungen und Belastungen zwischen den Stiefgeschwistern.

In dieser Phase wird das geschwisterbezogene Verhalten sowohl von den Betroffenen als auch von außenstehenden Beobachtern als relativ gefühlskalt und konkurrenz- und vermeidungsorientiert eingeschätzt. Hierbei spielen natürlich auch die Altersabstände zwischen den Geschwistern und die Geschlechtskombination der Geschwisterreihe sowie das Verhalten des leiblichen und des Stiefelternteils eine Rolle.

Auf die Stiefgeschwisterbeziehung wirken sich geringe Altersabstände, Gleichgeschlechtlichkeit und direktives, forderndes, autoritäres Elternverhalten eher negativ aus. Andersrum sind größere Altersabstände, ungleichgeschlechtliche Geschwister und verständnisvolle, einfühlsame Erziehung förderlich für die Stiefgeschwisterbeziehung.

In den ersten zwei Jahren kommt die Geburt eines Halbgeschwisters in den Stieffamilien relativ selten vor und stellt im Regelfall ein kritisches Ereignis dar, das sich besonders negativ auswirkt auf das Verhältnis der

Stiefgeschwister, wenn sie noch jünger sind. Mit der Geburt des Halbgeschwisterkindes verlieren sie ihre Nesthäkchenposition, es kommt häufiger zu Eifersucht und negativen Gefühlen.

Ein negativer Aspekt bei größerem Altersabstand zum nachgeborenen Geschwisterchen kann sein, dass die Stiefgeschwister auf Distanz bleiben, weil die Interessen zu verschieden sind und sich so die Bindung nicht festigt.

Der mittlere Altersabstand von 3 bis 6 Jahren hat für die Stiefgeschwister-Beziehung klar einen Vorteil. Sie verbringen mehr Zeit miteinander und kommen gefühlsmäßig schneller miteinander in Kontakt über das kleine Geschwister, gewöhnen sich schneller aneinander und lernen, sich gegenseitig zu akzeptieren.

## STIEFGESCHWISTER IN ETWAS LÄNGER BESTEHENDEN STIEFFAMILIEN

Meist normalisiert sich das Verhältnis zwischen Stiefgeschwistern nach Ablauf der Eingewöhnungs- und Anpassungsphase. Es kann aber durchaus einige Zeit dauern, bis jeder seine Position und Rolle in der Familie gefunden hat. Ist dies gelungen, nehmen Spannungen und Konflikte meist ab und die Stiefgeschwister verstehen sich besser.

Für Stiefgeschwister, die nicht zusammen im gleichen Haushalt leben, sondern beim anderen Elternteil, ist es oft schwieriger, eine Beziehung zueinander aufzubauen. Hierbei spielt es auch eine große Rolle, ob es eine Ungleichbehandlung von Seiten der (Stief-)Eltern gibt. Fühlt sich eine Seite benachteiligt, grenzt sie sich eher vom anderen Kind ab und entwickelt negative Emotionen.

## STIEFGESCHWISTER IN ÄLTEREN STIEFFAMILIEN

In Patchwork-Familien, die bereits länger – das heißt 5 Jahre oder mehr – existieren, haben sich im Normalfall die Stiefgeschwister aneinander gewöhnt und eine Beziehung zueinander aufgebaut. Dabei ist die Beziehung fast mit der von leiblichen Geschwistern vergleichbar.

Ein enger Altersabstand trägt gleichsam automatisch dazu bei, dass sich zwischen den betroffenen gleichgeschlechtlichen Stiefgeschwistern eine intensive und enge, durch das gleichzeitige Vorhandensein von Nähe und Rivalität charakterisierte, Beziehung aufbaut.

Dagegen bildet sich zwischen Stiefbrüdern und Stiefschwestern mit größerem Altersabstand (von fünf und mehr Jahren) häufiger eine Beziehung aus, die durch größere Distanz und geringere Rivalität gekennzeichnet ist.

## - Kapitel 2 -

# GESCHWISTERRIVALITÄT VERSUS FAMILIENHARMONIE

Familien mit mehreren Kindern wissen, es geht nicht immer harmonisch zu. Es ist ganz normal, dass Auseinandersetzungen, Rangeleien, Aggressionen und sogar Handgreiflichkeiten zwischen den Geschwistern an der Tagesordnung stehen.

Ich weiß aus eigener Erfahrung, dass das für das Familienleben sehr belastend sein kann und die Nerven der Eltern strapaziert. Trotzdem hat Streit wichtige Funktionen für die Entwicklung und das spätere Leben. Kinder lernen hierdurch viele grundlegende soziale Fähigkeiten, die sie ein Leben lang brauchen werden.

Die harmonische Familie mit mehreren Kindern ist aber auch keine Illusion. Es ist durchaus möglich, ein harmonisches Familienzusammenleben anzupeilen. Erst einmal müssen wir verstehen, warum unsere

Kinder streiten, dann können wir sie auch besser unterstützen. Ich erkläre im folgenden Kapitel, was es mit dem Streiten auf sich hat und was uns im Alltag hilft, um harmonisch miteinander zu leben.

## KONKURRENZDENKEN UNTER GESCHWISTERN

Für erfahrungswissenschaftlich orientierte Psychologen ist der Kampf um die Liebe der Eltern nur eine Ursache von geschwisterlicher Rivalität. Es gibt noch andere Gründe, die stärker sein können. Oft wird nämlich beobachtet, dass es vor allem unter Geschwistern mit kleinem Altersabstand und bei gleichem Geschlecht zu Rivalitäten kommt. Diese Geschwisterkonstellation ist dann wie Katz und Maus und die ständigen Streitereien sind für die Eltern und das Familienklima eine Herausforderung.

Gerade die häufigen Vergleiche unter den Geschwistern, wie z.B. „Ich kann schneller Laufen, als Du“ oder „mein Bild ist viel schöner als Deines“, führen zu Streitereien untereinander. Die Kinder konkurrieren miteinander in allem, was sie machen, weil sie einander sehr ähnlich sind. Geschwister haben im Durchschnitt 50% identische Gene. Eineiige Zwillinge sind sogar komplett identisch in ihren Genen.

Die Vergleiche führen zu Frustrationen, Kränkungen und Gefühlen der Benachteiligung. Es fließen die Tränen und es kommt zum Streit. Der Umgang mit negativen Gefühlen muss erst noch gelernt werden, dem Kind fehlen dazu noch die Strategien.

Unsere Haltung als Eltern spielt dabei auch eine wichtige Rolle. Vergleichen wir unsere Kinder ebenfalls häufig, bestärken wir sie im gegenseitigen Konkurrieren. Passiert es dann zudem noch, dass ein Kind bevorzugt wird (wenn auch nur kurzfristig), entsteht eine Atmosphäre, in der Rivalität und damit verbundene Gefühle wie Neid und Eifersucht an der Tagesordnung sind.

Aber nicht nur wir Eltern tragen zum Aufrechterhalten der Geschwisterrivalität bei, auch unsere Gesellschaft. Leistung ist ein zentraler Wert. Wir werden nach Leistung beurteilt und treten so in Konkurrenz zu anderen, wir wetteifern um die Anerkennung aufgrund der besten Leistung. Das Leben ist von Wettbewerb geprägt und dominiert uns. Das gilt für öffentliche Bereiche wie Wirtschaft, Sport, Politik und Kultur, aber auch für die privaten Belange in Partnerschaft und Familie.

So erfahren Kinder Konkurrenz mit anderen bereits lange bevor sie in den Kindergarten oder in die Schule kommen.

## WARUM KOMMT ES ZU STREIT - FUNKTION VON STREIT

Streit hat in unseren Augen eine negative Bewertung. Streit ist nichts Schönes. Streit hat mit Aggressionen zu tun, das kann verbal oder körperlich sein. Streit löst negative Gefühle aus. Streit kann Beziehungen zerstören.

Tatsächlich ist aber Streit noch viel mehr. Denn es gehört zur Natur von uns Menschen, sich zu messen und zu vergleichen. Rivalität gehört genauso zum Menschsein dazu, wie Freundschaft. Zu kämpfen und zu gewinnen dient dem Überleben und liegt in unseren evolutionären Wurzeln.

Bei unseren Vorfahren ging es dabei darum, ihr Überleben zu sichern. Heute ist es zwar nicht mehr in dem Ausmaß notwendig, sich im Kampf zu beweisen, dennoch kann der Mensch durch Rivalitätskämpfe seine Position festigen und seinen Selbstwert steigern. Das hat auch in der heutigen Zeit noch Bedeutung. Das kann im Privaten, im Familienleben oder im

Freundeskreis erlebt werden, aber auch im Beruflichen.

Gerade Kinder lieben Wettkämpfe und Wettbewerbe. Sie wollen sich messen, wollen gewinnen, wollen der Schnellste, der Stärkste, der Beste sein. Das positive daran ist, sie versuchen, das Beste aus sich herauszuholen.

Messen sich die Geschwister untereinander, dann kommt es zu Rivalität, es findet ein Konkurrenzkampf statt und dabei gibt es nicht nur Gewinner. Gewinnt das Kind, heißt das, es kann seinen Selbstwert aufbauen, es ist stolz auf seine Leistung. Verliert es aber, muss es lernen, mit der Frustration und Enttäuschung umzugehen.

In beiden Fällen – dem des Gewinnens und dem des Verlierens – lernen die Kinder bei solchen Rivalitätsstreiten etwas. Es liegt in der Natur des Kindes, dass man nicht einfach so nachgibt, zurücktritt und dem anderen den Vortritt lässt. Das muss ein Kind zuerst lernen.

## WAS SIND HÄUFIGE GRÜNDE FÜR STREIT UNTER GESCHWISTERN

Würde man die Streitursachen aus Sicht der Kinder aufschreiben, wäre die Liste wahrscheinlich ewig lang. Bei meinen Kindern gab es 1000 Auslöser, die Streit verursachen konnten. Schon etwas Kleines konnte im Streit enden. Täglich gab es neue Streitgründe.

Grob zusammengefasst können folgende Gründe Ursache für Streit unter den Geschwistern sein:

- Das Kind beginnt zu streiten, um eigenen Frust abzulassen. Warum das Kind gefrustet ist, kann viele Gründe haben: Spannungen unter den Eltern, Schwierigkeiten im Kindergarten, Überforderung in der Schule oder Ähnliches. Es hat noch keine Konfliktstrategien und fängt einen Streit mit dem Geschwister an, das ihm ein Ventil bietet.

- Das Kind möchte auf seine Bedürfnisse aufmerksam machen und diese durchsetzen. Es möchte zum Beispiel beim Spielen nicht gestört werden und in Ruhe seinen Turm aufbauen, ohne dass die Schwester oder der Bruder diesen zerstört.

- Es versucht, sein Spielzeug, das ihm wichtig ist und welches es nicht teilen möchte, zu verteidigen.

- Das Kind ist gelangweilt, hungrig oder übermüdet. Seine Grundbedürfnisse sind nicht gedeckt und es beginnt zu streiten.

Gerade ungedeckte Grundbedürfnisse waren bei uns sehr heikel. Wurde eines oder beide der Kinder hungrig oder müde, dann konnte man sich schon für die nächsten Rangeleien wappnen. Sie haben sich gegenseitig auch ganz oft als Ventil genutzt, um ihre Emotionen zu entladen. Als sie schon im Schulalter waren, war oft zu beobachten, wie sie zu Hause angekommen erstmal miteinander zankten, bis sie etwas runtergefahren waren.

Als beide noch kleiner waren, waren die Spielsachen der größte Streitpunkt. Ben wollte natürlich immer das haben, was Lena hatte und so ging das ständig hin und her. Das kennst Du sicher auch, nicht wahr?

## WIE KINDER STREITEN

Um zu verstehen, warum Kinder streiten, ist es auch hilfreich und interessant, bei ihrem Verhalten genauer hinzuschauen.

Um Bedürfnisse kundzutun, haben Kinder im Gegensatz zu Erwachsenen noch andere Verhaltensmuster, die sie einsetzen. Erwachsene benutzen in den meisten Fällen ihre verbale Sprache. Gerade Kleinkinder haben noch keinen so großen Wortschatz, als dass sie sich mit der Sprache durchsetzen könnten. Deshalb wird hier dann oft stattdessen der Körper eingesetzt, es kommt zum Schlagen, Beißen, Wegreißen, Schubsen usw.

Ein Beispiel dazu von meinen Kindern: Ben (damals 2 Jahre) möchte den Bagger, mit dem Lena (4 Jahre) spielt. Er kann dabei aber noch nicht klar verbalisieren, was er gerne möchte, weil er erst einen kleinen Wortschatz besitzt. Deshalb reißt er ihr den Bagger aus der Hand. Sie möchte wiederum diesen nicht hergeben und es kommt zu Streit zwischen den beiden.

Ein anderer Faktor, warum Kinder schnell mit körperlichem Einsatz reagieren, ist, dass sie erst noch lernen müssen, ihre Emotionen zu kontrollieren. Sie handeln impulsiv und aus dem Affekt. Man kann sagen, in keinem anderen Lebensalter zeigt der Mensch so oft aggressive Verhaltensweisen, wie im Kleinkindalter zwischen 2 und 5 Jahren. Sind Deine Kinder genau in diesem Alter, so wirst Du zu Hause die geballte Ladung zu spüren bekommen.

Dass Kinder sich im Streit anders verhalten und die eigenen Emotionen wie Wut, Ärger, Enttäuschung regulieren können, benötigt Reife und ist ein Prozess, der gelernt werden muss. Dabei ist auch die elterliche Begleitung von großer Bedeutung.

Streit hat mit Kommunikation zu tun. Es ist die intensivste Möglichkeit, miteinander in Interaktion zu treten. Es heißt nicht, dass Dein Kind seine Geschwister nicht mag. Im Gegenteil, im Streit spürt das Kind sich selber und auch das Gegenüber viel intensiver.

Die Kinder treten in engen Kontakt miteinander, sie wissen genau, was das Geschwisterkind mag oder nicht mag. Oft beobachtet man auch, dass Kinder Streit bewusst „suchen“, um mit den Geschwistern in Kontakt zu treten. Sie wählen diesen Weg, weil sie nicht recht wissen, auf welche andere, bessere Art sie die Aufmerksamkeit der Geschwister erlangen können. Dies geschieht häufig, wenn sie nicht sicher sind, was sie miteinander spielen können. Dabei kann der Altersunterschied oder die verschiedenen Interessen Grund dafür sein, dass sie einen anderen Weg der Interaktion suchen.

Übrigens findet man dieses Verhalten nicht nur bei unseren Kindern, genauso streiten Erwachsene, wenn wir Aufmerksamkeit und Zuwendung zu suchen.

## WAS KINDER DURCH STREITEN LERNEN

Es hat positive Aspekte fürs Leben, dass Kinder sich messen und wehren. Sie üben dabei, sich durchzusetzen und zu behaupten. Es scheint logisch zu sein, wenn zwei Geschwister Meinungsunterschiede haben und beide Kinder für ihre Seite einstehen, sich behaupten und durchsetzen wollen, dass dies kaum harmonisch ablaufen kann.

Kinder lernen beim Streiten viel mehr, als uns bewusst ist. Beim Streiten werden wichtige Lektionen für das spätere Leben gelernt. Sie lernen zum Beispiel:

- Die eigenen Bedürfnisse durchzusetzen
- Sich abzugrenzen
- Die Wünsche anderer zu respektieren
- Mit Niederlagen umzugehen
- Kompromisse zu schließen
- Versöhnung und Verzeihung

## SICH ENTSCHULDIGEN

Zum Thema Entschuldigung möchte ich mit einem Beispiel einsteigen. Eine Bekannte von mir hat Zwillinge im Alter von 3 Jahren, zwei Mädchen, die Leonie und Elenora heißen. Ich beobachtete letztens folgende Situation auf dem Spielplatz:

Leonie nimmt ihrer Schwester beim Spielen im Sand ihre Sandform weg. Elenora gefällt das gar nicht und wirft eine Schaufel nach ihr, die sie am Kopf trifft und Leonie beginnt zu weinen. Ihre Mutter sieht, dass Elenora Leonie wehgetan hat. Ich höre folgenden Satz: „Elenora, das ist nicht lieb von Dir. Entschuldige Dich bei Deiner Schwester!“ Elenora ging nicht darauf ein, worauf ihre Mutter sie nochmals ermahnte sich zu entschuldigen, doch sie machte keine Anstalten der Bitte nachzukommen. Erst als die Mutter sagte: „Wenn Du Dich jetzt nicht entschuldigst gehen wir nach Hause“, hörte man ein gepresstes „Tschuldigung“.

Wenn man das Beispiel es aus Sicht des Entwicklungsstand der 3-Jährigen Elenora und Leonie betrachtet, kann man erkennen, dass die Kinder in dem Alter noch gar nicht in der Lage sind, Mitgefühl für andere zu empfinden. Wer kein Mitgefühl verspürt, kann auch keine Schuld oder Reue empfinden.

Im Beispiel wird die Entschuldigung erst gesagt, nachdem die Mutter eine Drohung ausgesprochen hat. Die Entschuldigung erfolgte also aufgrund dessen und nicht, weil Elenora sich aus Reue entschuldigen wollte.

Was bewirkt eine erzwungene Entschuldigung? Es kann sein, dass die negativen Gefühle dadurch noch verstärkt werden. Elenora ist dann nicht nur wütend, dass ihr Spielzeug weggenommen wurde, sondern auch, dass sie sich entschuldigen musste, obwohl sie in ihren Augen nichts Unrechtes getan hat. Sie hat in ihren Augen lediglich ihren Besitz verteidigt. Dass sie dafür nicht den besten Weg gewählt hat, kann sie noch nicht nachvollziehen. In ihren Augen wird sie zu Unrecht „bestraft“. Das kann negative Gefühle zu ihrer Schwester, wie auch zu ihrer Mutter auslösen.

Die Mutter zeigt in der Situation mit dem Erzwingen der Entschuldigung gleichzeitig, wem sie die Schuld gibt. Sie ergreift also Partei für eines der Kinder. Elenora kann sich dadurch benachteiligt fühlen.

Stell Dir vor, Du streitest Dich mit Deiner Schwiegermutter und Dein Mann sagt zu ihr: „Das war nicht nett von Dir. Entschuldige Dich bei ihr“. Wie fühlt sich eine solche Entschuldigung für Dich an?

Kommt die Entschuldigung nicht von Herzen, hat sie wahrscheinlich kaum eine Bedeutung für Dich. Leonie wird die Worte zwar gehört haben, doch erreichen sie sie nicht wirklich. So kann man sagen, die Entschuldigung auf diese Weise ist überflüssig und hat keinen wirklichen Effekt.

## WAS KANN ICH TUN?

Sich zu Entschuldigen hat etwas mit Höflichkeit zu tun, wie auch „Danke“, „Bitte“, „Guten Tag“ und „Auf Wiedersehen“.

Ich möchte Dir mit auf den Weg geben, Deine Kinder zu keinen Höflichkeiten oder Entschuldigungen zu drängen. Es soll von Herzen kommen, denn dann hat es auch eine Bedeutung.

Lebe Deinen Kindern Höflichkeiten vor. Ich bin überzeugt, alle Kinder werden dies, sobald sie von der Entwicklung dazu in der Lage sind, von uns übernehmen und es wird für sie eine Selbstverständlichkeit sein, sich zu entschuldigen, wenn sie ihren Fehler einsehen. Die Entschuldigung erfolgt dann ehrlich gemeint und nicht, weil sie fürchten, bestraft zu werden.

Im Beispiel von vorhin wäre es aus meiner Sicht angebracht gewesen, die gesamte Situation zu analysieren und mit beiden Kindern in Kontakt zu treten. Dabei kann gewaltfreie Kommunikation helfen, mit den Kindern zu kommunizieren und zwischen den Kindern zu vermitteln, ihnen helfen zu verbalisieren, was sie mit ihrem Handeln ausdrücken oder erreichen wollten.

Wie genau die gewaltfreie Kommunikation funktioniert, erläutere ich in einem der nachfolgenden Kapitel.

- Versuche, Dich zurückzuhalten und gebe Deinen Kindern erstmal Raum, selbst einen Konflikt zu lösen. Das funktioniert nämlich viel besser, als wir es unseren Kindern zutrauen. Die erfolgreiche Konfliktlösung stärkt das Selbstbewusstsein und legt wichtige Grundsteine für die noch folgenden Streitereien. Zudem laufen wir beim Eingreifen Gefahr, die Streitsituation falsch zu interpretieren. So ist vielleicht das Opferlämmchen der eigentliche Streithammel.

- Hat es bereits schon geknallt, und die Konfliktlösung klappt gerade überhaupt nicht, kannst Du sie dabei unterstützen, indem Du nachfragst: Was war der Streitanlass? Wie hat sich jeder dabei verhalten? Welche Gefühle hat das ausgelöst? Lasse beide Kinder ihre Sichtweise erklären, ohne dass sie unterbrochen werden.

- Manchmal siehst Du vielleicht die Streitsituation gerade kommen, dann kannst Du auch mal die Situation in eine andere Richtung lenken, durch die Ablenkung auf etwas anderes.

- Plane zusammen mit Deinen Kindern Sachen, die Spaß machen. Zum Beispiel einen Ausflug, ein Kinderfest oder ähnliches. Dabei kann jeder seine Vorschläge miteinbringen und Argumente für seine Ideen finden. Lasse Deine Kinder sich selbst gemeinsam auf eine Aktivität einigen.

- Lasse die Geschwister ein gemeinsames Projekt planen. Zum Beispiel ein Geschenk für Onkel oder Tante kreieren, ein Familienfrühstück, ein Vogelhäuschen. Die Kinder sollen gemeinsam planen, einkaufen und es gemeinsam fertigstellen.

- Lasst den Tag am Abend gemeinsam nochmals Revue passieren. Was habt ihr zusammen erlebt? Was hat euch Freude bereitet? Was habt ihr am Anderen geschätzt?

# - Kapitel 3 -

# GESCHWISTERKRISE BEIM ERSTGEBORENEN

Die Geburt eines Geschwisterkindes kann für das erstgeborene Kind die erste große Krise in seinen jungen Jahren auslösen. Dies wird als ein Entthronungstrauma bezeichnet. Kinder unter 3 Jahren sind anfälliger, sodass sie am ehesten mit einer Krise auf die neue Situation reagieren. Es kann aber auch bei älteren Kindern auftreten oder ganz ausbleiben. Wie es seine Krise zum Ausdruck bringt, kann auf unterschiedliche Weisen sein. Die einen Verhaltensweisen sind deutlicher und andere schwerer zu erkennen.

Einer der Gründe, warum ich mich mit dem Geschwisterthema beschäftige, ist, dass ich im Laufe der Jahre festgestellt habe, dass gerade beim Thema „neues Geschwisterkind" oft Probleme innerhalb der Familie auftreten. Mütter suchen verzweifelt Rat bei mir, wie sie mit der Eifersucht des älteren Kindes umgehen können.

Meine Erfahrung ist, dass Eltern zwar sehen, dass ihr Kind auf eine Art leidet, aber sie nicht richtig wissen, wie sie ihm helfen können. Mir liegt es gerade dabei sehr am Herzen, zu vermitteln, damit sie verstehen, was in ihrem Kind vorgeht, um angemessen auf es einzugehen.

Was ich ebenfalls festgestellt habe: Aktives Fordern von Aufmerksamkeit wird relativ schnell erkannt, stilles oder passives Fordern dagegen weniger.

# DAS ENTTHRONUNGSTRAUMA

Die Ankunft eines neuen Geschwisterchens kann für das erstgeborene Kind die erste Krise in seinem Leben auslösen.

Sie erleben die Ankunft des neuen Geschwisterchens als sehr einschneidend, sie sind nicht mehr die Nummer Eins, sondern müssen ihre Aufmerksamkeit teilen. Gerade in der ersten Zeit, in der das Neugeborene noch viel Zeit mit der Mama verbringt, ist es schwierig für das Geschwisterkind. Es löst Eifersucht gegenüber des Babies aus und es tut sich schwer zu akzeptieren, dass die Mutter sich immer so lange und intensiv mit dem Baby beschäftigt. Dies kann unter anderem zu Ablehnung oder feindseligem Verhalten führen.

Lena war 2, als ihr Bruder Ben geboren wurde. Erst dachte ich, sie macht das super und scheint nicht eifersüchtig zu sein. Doch nach den ersten Tagen der Freude über das Baby wurde sie schnell ungeduldig, forderte meine Aufmerksamkeit permanent und wirkte ablehnend zu Ben.

Um sie besser zu verstehen, hat mir folgendes Beispiel geholfen: Stell Dir vor, Dein geliebter Partner bringt plötzlich eine andere Frau nach Hause, sagen wir ihr Name ist Beate. Um Beate kümmert er sich ganz intensiv und verbringt viel Zeit mit ihr. Ganz selbstverständlich wird Beate ein Platz im Familienbett zugeteilt. Alle erwarten von Dir, dass Du Beate mit Freude in der Familie willkommen heißt, schließlich ist sie von nun an ein Teil eurer Familie. Niemand hat Dich vorher gefragt. Was würde das bei Dir Auslösen? Eifersucht? Wut? Verlustängste? Ich gebe zu, dieses Beispiel hört sich erstmals absurd an. Doch für Dein Kind kann es genauso empfunden werden. Die Veränderung erfolgt, ohne, dass es gefragt wird oder etwas dagegen machen kann. Das neue Familienmitglied ist da und hat dieselben Rechte.

Wir als Eltern können auf die Situation Einfluss nehmen. Wie wir mit dem Erstgeborenen umgehen, trägt wesentlich dazu bei, wie sich das ältere Kinder dabei fühlt. Wenn Du verstehst, was die Geburt des Geschwisterchens bei Deinem größeren Kind auslöst, kannst Du versuchen, diese Gefühle aufzufangen und Dein Kind zu begleiten. Viel Aufmerksamkeit und vielleicht viel Spielen mit dem Papa oder einer anderen Bezugsperson können Deinem Kind helfen. Es muss nicht zwangsläufig zu einem Entthronungstrauma kommen.

Jedes Kind reagiert anders und bringt seine Gefühle auf seine eigene Weise zum Ausdruck. Wichtig dabei ist, dass wir hinter das Verhalten blicken und versuchen, unser Kind zu verstehen und es bestmöglich zu unterstützen. Das wiederum wirkt sich positiv auf die Geschwister-Beziehung und die Harmonie in der Familie aus.

## VERSCHIEDENE VERHALTENSWEISEN VERSTEHEN

Mit der Ankunft eines neuen Geschwisterchens reagieren unsere Kinder unterschiedlich. Dabei kommt es manchmal auch zu Körpereinsatz, das Kind wird selbst wieder zum Baby oder es zieht sich zurück. Kinder reagieren individuell und verschieden auf eine krisenauslösende Situation.

Sobald Du das Verhalten Deines Kindes besser verstehst, kannst Du auch besser auf es eingehen und ihr kommt einander wieder näher. Wenn es Deinem Kind gut geht, geht es auch automatisch Dir besser.

## HAUEN, BEIẞEN UND VIEL KÖRPEREINSATZ

Körpereinsatz, Beißen und Hauen beobachten wir ganz oft bei den Kleinen und ist häufig der Grund, dass Tränen fließen.

Wir Erwachsenen bewerten dieses Verhalten als negativ. Hauen und Beißen macht man nicht. Die Kinder – gerade die jüngeren – haben noch nicht solch eine ausgereifte Sprache. Ihnen fehlen oft die Wörter oder sie können sich noch nicht so ausdrücken, wie sie gerne würden. Das Hauen oder Beißen kommt stattdessen zum Einsatz, um auf sich aufmerksam zu machen.

Häufig beobachten wir und interpretieren voreilig. Lena versperrt Ben breitbeinig den Weg zu ihrem Zimmer und lässt ihn nicht eintreten „Bleib draußen! Hier darfst Du nicht rein!“ oder Ben schreit beim Spielen plötzlich auf, weil Lena ihn gebissen hat. Unser erster Impuls ist, zu sagen: „Das ist nicht nett von Dir, sei nicht so böse zu Deinem Bruder!“. Es geschieht schnell, dass wir die Handlung bewerten, anstatt zu verstehen, warum das Kind so handelt.

Gründe, warum Kinder ihren Körper im Spiel einsetzen, gibt es viele. Gerade bei impulsiven Handlungen oder Reaktionen geschieht dies oft, weil sie noch nicht wie Erwachsene über ihr Handeln nachdenken können. Meist ist Körpereinsatz ein Mittel zur Kommunikation im Spiel, wenn die Worte noch fehlen.

Gerade auch das Beißen wird oft als normal in der Entwicklung zwischen 1 und 3 Jahren betrachtet. Übrigens geschieht Beißen nicht nur aus negativen Absichten. Es kann durchaus auch ein Weg vom Babyalter bis ins Kleinkindalter sein, um positive Gefühle auszudrücken.

In einer Situation meiner Kinder lachen beide und rollen zusammen auf dem Bett herum. Plötzlich beißt Lena ihren Bruder. Dieser versteht die Welt nicht mehr, weint und schreit. Lena hat sich mit ihrem Bruder so Wohl und Verbunden gefühlt, dass sie diesen Gefühlen irgendwie ein Ventil geben musste und zugebissen hat.

Es lohnt sich also, genau hin zu sehen. Die beiden Beispiele zeigen, wenn wir als Eltern zu den Geschwistern kommen und ein Kind weint, weil es gebissen wurde, kann der Hintergrund verschieden sein.

Unsere Kinder benötigen viel Empathie unsererseits sowie Verständnis dafür, was in ihnen vorgeht. So schaffen wir Vertrauen und stärken die Beziehung zueinander. Trotzdem soll das Beißen oder Hauen nicht einfach akzeptiert werden. Ich habe meinen Kindern jeweils ein Kissen als Alternativen angeboten, das sie als Ventil für ihre Emotionen nutzen konnten, anstatt der Schwester oder dem Bruder.

## WIEDER ZUM BABY WERDEN

Gerade ist man froh, dass das ältere Kind schon einige Fertigkeiten erlernt hat, um sich zum Beispiel selbst anzuziehen, selbst zu essen oder andere Dinge selbstständig anzugehen. So gelingt es einfacher, sich um das neue Geschwisterchen zu kümmern. Und plötzlich fängt das Kind an, sich wieder wie ein Baby zu benehmen, am Daumen zu nuckeln oder sogar in Babysprache zu sprechen.

Rebekka erzählt: „Marvin, mein älterer Sohn, war 3 Jahre alt, als seine Schwester Mara geboren wurde. Erst schien er sehr gut mit der Veränderung in unserer Familie klar zu kommen. Ich machte mir vorrangig Sorgen, er könnte mit Eifersucht reagieren, weil er so lange Zeit die volle Aufmerksamkeit von uns bekommen hatte. Doch er zeigte sich interessiert an der kleinen Mara und wirkte überhaupt nicht eifersüchtig. Wir waren sehr erleichtert, dass er anscheinend nicht mit dem Entthronungstrauma zu kämpfen hatte, wovor man häufig gewarnt wurde. Ein paar Monate nach Maras Geburt verlangte er, dass er gefüttert wird und eine Flasche kriegt. Das An-und Ausziehen seiner Kleider funktioniert bis dahin schon sehr gut. Wenn die Kleider vorbereitet sind, benötigte er manchmal nur ein wenig Unterstützung, wollte es aber unbedingt immer allein schaffen. Jetzt fragt er jedes Mal, ob ich ihn kleiden könne. Wenn ich ihn bitte, das selbst zu tun, weint er und ist wütend. Bevor ich ihm nicht helfe, zieht er sich nicht mehr selbst an. Es ist frustrierend, dass er anscheinend in seiner Entwicklung zurückfällt. Ich muss mich ja auch noch um Mara kümmern und mir fehlt die Zeit."

Irene berichtet: „Anna ist Dreieinhalb Jahre alt. Sie ist seit ungefähr einem halben Jahr trocken. Seit kurzem hat sie eine kleine Schwester bekommen und sie scheint viel Freude an ihr zu haben. Was mich etwas irritiert ist, sie möchte seit kurzem wieder Windeln tragen und hat auch wieder einige Male eingenässt in der Nacht. Ich habe ihrem Wunsch nachgegeben, weil ich mich auch um die Kleine kümmern muss und ich keine Zeit finde, ständig die Wohnung zu putzen und so viel Wäsche zu waschen. Ich hoffe sehr, dass es nur eine Phase ist."

In der Regel ist es wirklich nur eine Phase. Manchmal scheinen die älteren Geschwisterkinder nicht eifersüchtig zu sein und doch zeigen sie uns auf anderen Wegen, dass ihnen etwas fehlt.

Sowohl Marvin wie auch Anna scheinen einen liebevollen Umgang mit dem Geschwisterchen zu haben, sie zeigen keine Aggressionen oder Ablehnungen dem neuen Geschwister gegenüber. An ihrem Verhalten können wir aber trotzdem erahnen, dass sie sich die Aufmerksamkeit der Mama mehr wünschen, als vielleicht angenommen.

Marvin zeigt sein Bedürfnis, indem er sich bei alltäglichen Handlungen wieder wünscht, dass Mama das für ihn übernimmt. Anna möchte wieder gewickelt werden. In beiden Verhaltensweisen fordern die Kinder den direkten Kontakt zur Mutter.

Das Geschwisterchen bekommt nach der Geburt viel Aufmerksamkeit und das ältere Kind muss dabei meist etwas zurückstecken. Es beobachtet, wie Mama das kleine Geschwisterchen umsorgt, füttert und wickelt. Dieses Umsorgen wünscht es sich zurück und zeigt dies, indem es das gleiche wieder einfordert.

Andererseits kann es auch eine Art Nachahmung sein, ein Ausprobieren, wie es sich anfühlt, wenn Mama die gleichen Handlungen des Geschwisters bei einem selbst wieder durchführt. Wenn es nur ums Ausprobieren und Nachahmen geht, eine Art Rollenspiel, wird das irgendwann langweilig und das Kind verlässt das „Wieder-Baby-Sein“ und geht die Dinge wieder selbstständiger an.

Fordert es mit seinem Verhalten mehr Aufmerksamkeit, kann es helfen, ihm diese Aufmerksamkeit über andere Wege zu geben. Sobald es wieder fühlt, dass es wahrgenommen wird und es kein „Baby-Verhalten“ imitieren muss, damit Mama oder Papa sich um einen kümmern, wird es dieses Verhalten wieder ablegen.

Für uns Eltern ist dieses Verhalten aber sehr herausfordernd. Gerade in der Zeit mit einem Säugling, der versorgt werden muss, fehlt oft die Zeit, um eingeforderte Aufmerksamkeiten wie zum Beispiel Füttern oder Wickeln durchzuführen. Bis das Kind trocken ist, dauert es manchmal ziemlich lange und die Eltern sind sehr froh, wenn es endlich funktioniert.

Wieder Windeln zu benutzen, führt dann zu großem Frust bei den Eltern.

Das Kind wird sein Verhalten kaum ablegen, wenn man sein Verhalten nicht versucht zu verstehen und stattdessen dagegen steuert. Das kann es eher noch verstärken. Hilfreicher ist ein empathischer Umgang und zu versuchen, Deinem Kind zu geben, was es benötigt und es zu unterstützen.

Versuche, Dein Kind einfach mal wieder Baby sein zu lassen und sein Verhalten zu respektieren. Auch wenn es wieder Windeln tragen möchte oder am Daumen nuckelt, mach Dir keine Sorgen, das geht vorbei. Wenn es merkt, dass es die gleichen Rechte wie sein Geschwisterchen hat und seinen Platz in der Familie wiederfindet, wird es sein Verhalten ablegen.

Vermeide Sätze wie "Du bist doch schon groß!" oder "Du bist doch kein Baby mehr!" Viel einfühlsamer wäre zum Beispiel: „Du bist immer noch mein Kleines“, denn das möchte Dein Kind durch sein Verhalten bestätigen lassen. Versuche, ihm das so oft wie möglich zu zeigen. Es kann nicht von einem Tag auf den anderen in die

Rolle des „Großen Geschwisterkindes“ schlüpfen und muss es auch nicht.

Etwas sehr Wirksames gegen Eifersucht kann übrigens Tandemstillen sein. So erhält das Kind den starken Beweis, dass das Geschwisterchen ihm nichts wegnehmen kann. Falls Dein Kind sich bereits abgestillt hat, es aber in dieser Phase wieder die Brust verlangt, ist das in Ordnung. Lass es ruhig versuchen, das heißt noch lange nicht, dass es wieder zurückkehrt zum Stillen, auszuschließen ist es aber nicht. Einerseits kann es sein, dass es den Saugreflex bereits verlernt hat und gar keine Milch mehr trinken kann und anderseits kann es auch sein, dass ihm der Geschmack gar nicht mehr schmeckt. Aber manchmal ist es für die Beziehung zum Kind und zwischen den Geschwistern besser, das ältere Kind nochmals versuchen lasse, gestillt zu werden, als es jedes Mal zurückzuweisen, wenn es den Wunsch äußert.

JAMMERN

Kaum ist das Geschwisterchen da, scheint das größere Kind nur noch zu jammern. Alles wird in einem nörgelnden und jammernden Ton von sich gegeben. Das Kind ist gefrustet über die neue Situation und zeigt dies in seiner Sprache mit Jammern.

Es ist für die Eltern teilweise kaum auszuhalten, wenn das Kind permanent rumjammert, während man selbst sehr mit dem Säugling beschäftigt ist. Die Familienharmonie leidet darunter und die schlechte Laune geht schnell auf die anderen Familienmitglieder über.

Wenn das Kind jammert, reagierst Du vielleicht im Normalfall so, dass Du Dein Kind aufforderst, in einem normalen Ton mit Dir zu sprechen oder Du reagierst auf sein Jammern erst gar nicht, bis es sich zusammenreist und eine sanftere Sprechweise wählt. Nur hierbei kann es sich um eine ernstzunehmende Krise Deines Kindes handeln.

Fühlt sich Dein Kind mit der neuen Situation überfordert und ist es dadurch gestresst, kann das Jammern ein Ventil sein, seinen Ärger zu zeigen. Das geschieht unbewusst und das Kind reagiert nicht absichtlich mit permanentem Jammern. So bringt es in diesem Falle auch nicht viel, wenn Du das Kind immer wieder erinnerst, es solle nicht so Jammern und sich zusammenreißen. Das Kind kann vielleicht kurzfristig Deiner Bitte nachkommen, doch die Ursache dafür ist nicht behoben und es wird immer wieder in dieses Verhalten zurückfallen.

Gebe dir Mühe, das Jammern auszuhalten und zwar solange, bis Du das Gefühl hast, die Geschwisterkrise nach der Geburt sei durchgestanden. Das kann durchaus eine Zeitspanne von 12-16 Wochen nach Entbindung sein. Wenn das ältere Kind in dieser Zeit genügend Aufmerksamkeit von Deiner Seite bekommt, findet es in den meisten Fällen seinen Platz in der Familie und das Jammern vergeht.

Es kann aber auch schon mal länger dauern, als 16 Wochen, manche Kinder benötigen einfach mehr Zeit. Vergeht das Jammern Deines Kindes nicht, obwohl Du denkst, die nachgeburtliche Geschwisterkrise sollte durchgestanden sein, kannst Du wieder anfangen, Dein Kind daran zu erinnern, freundlich zu sprechen.

PROVOKATION

Eine der sichersten Strategien von Kindern, die Aufmerksamkeit der Eltern zu erreichen, ist die Provokation. Stets das Gegenteil zu machen von dem was verlangt wird, löst Reaktionen bei uns aus.

Du musst Dich nicht provozieren lassen. Je weniger Du auf die Situation reagierst, umso weniger interessant wird die Provokation, weil die erwartete Reaktion ausbleibt.

Dein Kind ist dabei, ein Glas zu Boden zu werfen. Entweder Du lässt es das machen oder Du greifst hektisch ein. Lässt Du es machen, merkt es vielleicht, dass es gar keinen Spaß macht, weil Du kaum darauf reagierst. Greifst Du ein und gibst ihm die Aufmerksamkeit, macht es das beim nächsten Mal eventuell wieder, weil es eine sichere Möglichkeit ist, dass Du vom Sofa aufspringst. Besser ist, Du lenkst die Situation in eine andere Richtung: „Du hast ein Glas in der Hand, bist Du durstig? Komm wir schauen, ob noch Saft da ist, den Du Dir ins Glas einfüllen kannst.“

Schwieriger wird es bei Provokationen, bei denen sich das Kind selbst verletzt. Es schlägt zum Beispiel seinen

Kopf an die Wand oder auf den Boden oder haut auf Gegenstände ein. Das sind dann schon extreme Formen der Provokation und sollten keinesfalls ignoriert werden.

In dieser Situation solltest Du versuchen, auf der einen Seite ruhig zu bleiben, aber gleichzeitig auch mit Deinem Kind in Interaktion zu treten. Gerade die Kommunikationsmethode der gewaltfreien Kommunikation kann hier sehr erfolgreich sein. Das kann zum Beispiel folgendermaßen sein: "Du bist gerade so wütend, dass Du Dir nicht anders zu helfen weißt, als auf den Stuhl einzuschlagen. Das tut bestimmt weh. Hilft Dir das, Deinen Schmerz im Herzen nicht zu spüren? Eifersucht ist wirklich kein schönes Gefühl! Es tut weh im Bauch und im Herzen und man weiß gar nicht, wie man mit diesem grässlichen Gefühl umgehen soll. Komm, ich zeig Dir einen anderen Weg, vielleicht hilft der auch."

Dabei kannst Du Deinem Kind Alternativen aufzeigen, ein Kissenberg zum Beispiel, auf den es einschlagen und seine Wut rauslassen kann. Du zeigst Deinem Kind so, dass Du sein Handeln zwar nicht akzeptierst, aber es fühlt sich dennoch verstanden von Dir. Nach und nach wird es einen anderen Weg finden, seine Gefühle rauszulassen und die Provokationen werden abnehmen.

In der Zeit, die von Provokationen geprägt ist, kann es schnell mal passieren, dass wir ein Handeln voreilig als Provokation einordnen. Sara erzählt ein Beispiel aus ihrem Alltag mit der 2-jährigen Nora: „Nach der Geburt ihres Bruders hat Nora damit begonnen, mich häufig zu provozieren. Sie verhält sich oft bewusst so, wie ich es eigentlich nicht möchte. Letztens fand ich sie mit einem umgekippten Wasserglas und ihrem Kleidungsstück am Boden vor. Ich dachte erst, sie will mich wieder provozieren und spielt absichtlich mit ihrem frischgewaschenen T-Shirt und der Pfütze. Auf Nachfragen erklärt sie mir, dass der Boden schmutzig gewesen sei und sie es reinigen wollte, sie aber den dafür vorgesehenen Lappen nicht erreichen konnte, deshalb mache sie es mit dem T-Shirt sauber."

Es lohnt sich, erst genau hinzuschauen, was das Kind mit seinem Verhalten bezwecken möchte. Ist es Provokation oder macht es etwas, das es nicht sollte, nur unabsichtlich, weil es nicht anders konnte? Nicht zu voreilig auf die Provokation zu reagieren hilft Dir dabei, Missverständnisse zu vermeiden und situationsgerecht auf Dein Kind einzugehen. Aber Provokation ist nicht einfach auszuhalten und benötigt viel Eigenkontrolle von uns selbst, um ruhig zu bleiben und unsere impulsiven Emotionen zu bändigen. Habe Geduld mit Dir und versuche es immer wieder. Die Beziehung zu Deinem Kind wird es Dir danken.

RÜCKZUG

Nicht immer ist das Verhalten laut, auffällig oder provozierend. Manchmal zieht sich das Kind auf leise Weise zurück und wirkt in sich gekehrt und spielt ruhig in seinem Zimmer. Das kann von den Eltern erstmal als Erleichterung empfunden werden, gerade wenn man mit dem Säugling rund um die Uhr beschäftigt ist. Man denkt vielleicht, was haben wir für ein Glück, dass das Kind nicht eifersüchtig ist oder keine Probleme zu haben scheint mit der Ankunft des Geschwisterchens.

Meist sind die Eltern so beschäftigt in der ersten Zeit, dass sie das stille Leiden des älteren Kindes übersehen. Natürlich gibt es auch von Natur aus ruhigere Kinder, die nicht unter der Ankunft des Geschwisterchens leiden. Die Alarmglocken sollten klingeln, wenn das Kind plötzlich ruhiger ist, als sonst und kaum Emotionen zeigt, zum Beispiel Wut oder Freude und stattdessen immer in sich gekehrt wirkt.

Andere Zeichen, dass es sich in einer Stresssituation befindet, können sein, dass es Nägel kaut, in der Nase bohrt, bis es blutet oder sich an den Haaren reißt.

All diese Zeichen sollten ernst genommen werden. Bleiben sie unerkannt, besteht die Gefahr, dass sich daraus eine Depression entwickelt. Das heißt nicht, dass es immer dazu kommt, aber es ist wichtig, das im Hinterkopf zu haben, um darauf sensibilisiert zu sein und frühzeitig handeln zu können.

Die leise verlaufende Krise bei Geschwistern empfinde ich als noch herausfordernder für die Eltern. Auf Verhalten wie Provokation oder Wutausbrüchen kann man viel eher reagieren und es zeigt viel einfacher, dass das Kind Bedürfnisse hat, die es damit ausdrücken möchte oder dass es sich in einer Stresssituation befindet, die es nicht allein bewältigen kann.

Du solltest versuchen, auf eine einfühlsame Art Zugang zu Deinem Kind zu finden. Für Dein Kind kann es eine Befreiung sein, seine negativen Gefühle auszusprechen „Ich möchte nicht, dass mein Geschwisterchen hier ist“. Oft gelingt das aber eher bei einer anderen Person, vielleicht der Tante, der Erzieherin oder vielleicht sogar einem Therapeuten. Als Eltern könnt ihr aber dennoch versuchen, das Gespräch mit dem Kind zu suchen.

# - Kapitel 4 -

# DIE FAMILIE VERÄNDERT SICH

Die Kinder in unserer Gesellschaft haben nicht mehr viele Berührungspunkte mit den Themen Schwangerschaft, Geburt und Säuglingspflege. Über die Geburt sind sie meist bei der Verwandtschaft untergebracht, sehen das Geschwisterkind im Krankenhaus kurz und dann zu Hause, wenn Mama und das Kleine nach Hause kommen.

Den Kindern wird heute viel zu wenig Kompetenz im Umgang mit ihren Geschwistern zugesprochen. Während es in anderen Kulturen ganz normal ist, dass die Geschwister in der Versorgung des Säuglings eingebunden werden und häufig die Geschwister auch schon früh die Babys tragen, ist dies hier eher selten zu finden.

Doch wenn wir unseren Kindern diese Erfahrungen untersagen und sie auf Distanz zum Säugling halten, dürfen wir uns auch nicht wundern, wenn der Kontakt zum Geschwisterkind sich schwierig gestaltet. Selbst größeren Kindern fehlt dann das Verständnis für die Bedürfnisse des Babys.

Die Vorbereitung auf das kommende Geschwisterchen beginnt aus meiner Sicht schon in der Schwangerschaft. Ich finde es wichtig, das ältere Kind in die Veränderung einzuweihen und ihm zu erklären, was vor sich geht. So ist die Geburt dann auch nicht so unerwartet und ich würde das Kind bestenfalls schon früh damit vertraut machen, was sein Geschwisterchen danach alles braucht und was dann anders sein wird. Dies wird dem Kind natürlich auf eine positive Weise vermittelt. Ich empfand es als etwas sehr Schönes, mich zusammen mit meiner Tochter auf den kleinen Bruder zu freuen und uns vorzustellen, was wir dann alles gemeinsam unternehmen werden.

## FAMILIENPLANUNG – GIBT ES DEN PERFEKTEN ALTERSABSTAND?

Viele Eltern fragen sich, was ist der perfekte Altersunterschied zwischen dem ersten und zweiten Kind. Gibt es diesen überhaupt? Abgesehen davon, dass schlussendlich die Natur entscheidet, ob und wann es mit dem zweiten Nachwuchs funktioniert, gibt es in jedem Alter gewisse Vor- und Nachteile.

Zudem spielt die eigene Prioritätensetzung dabei eine große Rolle. Möchtest Du den Abstand möglichst gering halten, um in den Arbeitsalltag zurückzukehren oder ist Dir ein größerer Abstand lieber, sodass Du mit dem Jüngeren mehr Zeit hast während das Ältere in den Kindergarten geht?

Auch wenn man sich vielleicht genau überlegt hat, wie man den Altersabstand planen möchte, so spielt das Leben manchmal anders. Ihr wolltet euch eigentlich Zeit lassen mit dem Geschwisterchen und plötzlich bist Du doch schon unerwartet schwanger? Oder ihr wünscht euch einen geringen Abstand zwischen den

Geschwisterchen, aber es funktioniert nicht so schnell mit dem Schwanger werden, wie ihr es euch wünscht?

So oder so hat jeder Altersabstand – wie alles im Leben – seine Vor- und Nachteile. Manchmal kann man die Planung etwas beeinflussen nach den Kriterien, die einem wichtig sind und manchmal übernimmt das Leben unsere Planung.

## 9 BIS 12 MONATE

Dieser Altersunterschied ist der kleinste überhaupt mögliche. Dein älteres Kind ist gerade knapp 1 Jahr alt, wenn es sein Geschwisterchen bekommt.

*Vorteile:*

Der Vorteil kann für Dich sein, dass Du die anstrengende Säuglingszeit so bei beiden Kindern schneller hinter Dir hast und Dich schneller wieder auf Deine Arbeit oder andere Dinge konzentrieren kannst, weil die beiden Kleinen dann fast gleichzeitig auch in die Kinderbetreuung gehen können.

Aufgrund des geringen Altersunterschiedes wachsen die Kinder fast wie Zwillinge auf, haben ähnliche Interessen, es fällt ihnen leicht, sich miteinander zu beschäftigen und sie benötigen nicht die permanente Aufmerksamkeit von Dir. Das schließt aber nicht aus, dass es zu Streit untereinander kommen kann.

*Nachteile:*

Für Dich kann die schnelle erneute Schwangerschaft sehr anstrengend sein. Denn während Du mit den Schwangerschaftssymptomen zu kämpfen hast, muss

Du Dich um ein Neugeborenes kümmern. Die Nächte sind in dieser Zeit wahrscheinlich noch kräftezehrend und mit wenig Schlaf verbunden.

Dein Erstgeborenes ist noch so klein, dass es die Geburt seines Geschwisterchens nicht verstehen kann und durch die Veränderung unruhig ist und Deine Nähe fordert. Beiden Babys gerecht zu werden, kann sehr anstrengend sein.

## 12 BIS 18 MONATE

Dein Kind beginnt wahrscheinlich das Laufen zu üben, wenn das neue Familienmitglied geboren wird.

*Vorteile:*

Die Kinder sind vom Alter her immer noch sehr nahe beieinander. So können sie sich auch in diesem Alter gut miteinander beschäftigen, weil die Interessen noch relativ ähnlich sind.

Dieser Altersabstand kann für Dich vorteilhaft sein im Planen der Elternzeit. Du kümmerst Dich zum Beispiel die erste Zeit zu Hause um die Kleinen und wenn beide etwas größer sind, kannst Du in Deinen Beruf zurückkehren.

*Nachteile:*

Die Nachteile sind hier noch ähnlich, wie vorher beschrieben unter einem Jahr. Aufgrund des geringen Altersunterschiedes benötigen beide Kinder noch viel Nähe und Aufmerksamkeit von Dir und fordern dies auch. Wahrscheinlich hast Du dann gleichzeitig zwei Wickelkinder zu Hause (außer Du machst Windelfrei).

## 2 JAHRE

Viele Eltern beginnen mit der Planung eines Geschwisterchens, wenn das Kind 1 Jahr alt ist. Somit beträgt der Altersabstand zwischen den beiden ungefähr 2 Jahre.

*Vorteile:*

Viele Frauen bevorzugen diesen Altersunterschied, weil sie sich vom Körper her genug erholt fühlen für eine erneute Schwangerschaft.

Das Erstgeborene ist schon etwas unabhängiger, sodass Du Dich nebenbei auf ein Neugeborenes konzentrieren kannst.

Spielsachen, welche aktuell nicht mehr interessant sind, können gleich weiter genutzt werden für das Geschwisterchen. Ebenso bei den Kleidern, aus denen es bereits herausgewachsen ist.

*Nachteile:*

Das Kleinkind kommt wahrscheinlich gerade in die Trotzphase und findet nicht alles so toll. Die Ankunft eines neuen Geschwisterchens kann eine Krise auslösen, da es nun die Bezugspersonen teilen muss.

### 3 JAHRE UND ÄLTER

Dein Kind ist bereits etwas älter. Es kann sein, dass es bereits in den Kindergarten oder die Schule geht, wenn sein Geschwisterchen geboren wird.

*Vorteile:*

Mit diesem Altersabstand kann man sagen, dass es eher weniger zu Eifersucht oder Rivalitäten kommt. Das Erstgeborene ist bereits in einem Alter, in dem es vieles versteht und weiß, wo sein Platz in der Familie ist.

In dem Alter möchten die Kinder oft bei der Versorgung des Neugeborenen mithelfen.

Beide Kinder bekommen ihre Zeit mit Dir. Das Erstgeborene hatte Dich 3 Jahre oder länger für sich alleine. Jetzt geht es in den Kindergarten oder die Schule, somit hat das neue Geschwisterchen ebenfalls Zeit zu zweit mit Dir zu Hause.

*Nachteile:*

Gerade weil der Altersunterschied so groß ist, sind die Interessen der Kinder so verschieden, dass sie wahrscheinlich nicht so viel miteinander anfangen können. Die Bindung zwischen ihnen ist im Kindesalter vielleicht weniger stark. Das heißt aber nicht, dass dies bis ins Erwachsenenalter so bleibt.

Es könnte für Dich schwieriger sein, Dich nach so langer Zeit Dich auf schlaflose Nächte einzustellen und mit allem nochmals von vorne zu beginnen, wenn das erste Kind gerade langsam selbständig wird.

## SCHWANGERSCHAFT

Was sicher jede Mehrfachmutter bestätigen kann, ist, dass die zweite Schwangerschaft ganz anders ist. Beim ersten Kind bleibt noch Zeit sich hinzulegen, wenn die Müdigkeit einen übermannt. Den Haushalt einfach mal auf der Seite lassen und das Putzen auf morgen verschieben.

Bei der zweiten Schwangerschaft ist der Tagesablauf mit dem erstgeborenen Kind schon ziemlich vorgegeben und lässt nicht mehr so viel Spielraum. „Mama, ich habe Hunger“, kann nicht bis nach dem Nickerchen warten, sondern bedarf sofortiger Handlung.

Auch die Schwangerschaftsübelkeit kann ganz schön anstrengend sein, wenn man nebenbei noch das Kleinkind versorgen muss.

Wie man mit dem Kind über Schwangerschaft und Geburt sprechen kann, hängt vom Alter und Entwicklungsstand des Kindes ab. Sei offen für alle Fragen, die Dein Kind an Dich hat. Ein Baby wird euren Alltag verändern und es ist sehr hilfreich, Dein Kind an diese Veränderung schon vor der Geburt heran zu führen.

## WANN SAGEN WIR ES DEM KIND?

Wann Eltern ihrem Kind oder ihren Kindern von der Schwangerschaft erzählen, ist individuell. Den perfekten Zeitpunkt für die Verkündung der Botschaft gibt es nicht. Jedes Paar entscheidet selber, wann es soweit ist, dem Kind die Nachricht zu überbringen.

Ist das Kind noch im Kleinkindalter, können sechs, sieben Monate eine sehr lange Zeit sein. Einige Eltern möchten das Kind vielleicht direkt einweihen, andere warten, bis man den Babybauch sieht und es für das Kind einfacher wird, zu verstehen, dass da im Bauch ein kleines Baby wächst.

Wartet man als Eltern noch, um andere Leute einzuweihen, zum Beispiel die ersten 3 Monate, kann es sinnvoll sein, auch noch zu warten, es dem Kind zu erzählen. Nicht, dass es dem Nachbarn verrät, dass Mama ein Baby im Bauch hat und so die neue Botschaft schneller die Runde macht, als man beabsichtigt hat. Andersrum ist es schön, das Kind auch mit einzuweihen, wenn andere es wissen, damit es sich nicht ausgeschlossen fühlt. Es über eine dritte Person zu erfahren, wäre für das Kind eher unschön.

Gerade auch, weil die Zeit bis zur 12. Schwangerschaftswoche als kritisch gilt und es häufig zu Fehlgeburten kommt, warten Eltern, bis sie es dem Kind erzählen. Gerade für kleine Kinder ist der Verlust schwierig zu verstehen. Damit ist nicht gemeint, dass das Thema verschwiegen werden soll, aber es kann vielleicht einfacher sein, dem Kind erst dann davon zu erzählen, wenn es größer ist und kognitiv verstehen kann, was passiert. Auch hier gilt wieder, es muss für das Paar stimmen, wann der richtige Zeitpunkt ist, die Schwangerschaft zu thematisieren.

Manchmal haben Eltern eine zu hohe Erwartung an die Reaktion ihres Kindes. Gerade Kleinkinder reagieren eventuell nicht so stark darauf, wie es sich die Eltern vielleicht vorgestellt haben. Sei nicht enttäuscht darüber, gerade am Anfang kann das Kind noch wenig mit der neuen Situation anfangen. Warte, bis der Bauch größer wird und es für das Kind spannender wird. Einige Kinder reagieren mehr darauf und andere weniger. Mache es dann aber auch nicht ständig zum Hauptthema. Das Kind zeigt Dir, wenn es Interessen an Deinem Babybauch hat.

Meine Regel ist: Je jünger das Kind, desto später braucht es zu erfahren, dass ein Geschwisterchen unterwegs ist. Einjährige werden den wachsenden Bauch noch nicht bemerken, während Dreijährige Veränderungen genau wahrnehmen. Kinder bis zu drei Jahren brauchen noch keine großen Erklärungen. Es reicht, wenn Eltern ihnen sagen: Das Baby wächst im Bauch der Mama.

## 7 TIPPS WÄHREND DER SCHWANGERSCHAFT

Für Dein Kind ist ein neues Geschwisterchen eine große Veränderung. Man weiß, dass gerade die Vorbereitung durch die Eltern ein Entthronungstrauma verhindern oder mildern kann. Es bedarf einer einfühlsamen Begleitung durch Dich und Deinen Partner.

Je nach Alter ist es für Kinder schwer, sich etwas vorzustellen, was sie nicht direkt betrifft. Du kannst Deinem Kind aber auf verschiedenen Wegen helfen, es miteinzubeziehen. Übe dabei keinen Druck aus und lasse Deinem Kind die Zeit, die es braucht, um zu verstehen, dass sich etwas verändert.

Hier nun einige Tipps, wie Du Dein Kind auf das neue Geschwisterchen vorbereiten kannst.

1. Erkunden mit dem Tastsinn. Lass das Kind Deinen Bauch anfassen. Bewegt sich das Kind, ist das ein guter Zeitpunkt, die Hand Deines Kindes aufzulegen, damit es spürt, da bewegt sich etwas im Bauch. Das Geschwisterchen ist beispielsweise aufgewacht.

2. Bilderbücher können Deinem Kind helfen, die Entwicklung des Ungeborenen zu verstehen. Je nach Interesse Deines Kindes kommen vielleicht auch Fragen auf, wie zum Beispiel ein Baby entsteht. Auch hierzu empfehle ich Dir altersgerechte Aufklärungsbücher, die sehr hilfreich sein können.

3. Zeige Deinem Kind Fotos und Videos aus seiner Zeit als Baby und rede mit ihm darüber, wie es als Baby war und wie das neue Baby sein wird.

4. Mit einer Babypuppe, um die sich Dein Kind kümmern kann, kannst Du ihm helfen, sich spielerisch auf die Bedürfnisse des zweiten Kindes vorzubereiten. Das Wickeln kann dabei zum Beispiel gemeinsam geübt werden oder das Kind in ein Tragetuch auf den Rücken zu binden.

5. Lasse das Kind bei praktischen Vorbereitungen helfen, wie etwa Babysachen kaufen oder das Zimmer für das Geschwisterchen einrichten. Vielleicht möchte es ja ein Bild malen für das

Baby, welches ihr dann im Kinderzimmer aufhängen könntet.

6. Gewöhne Dein Kind schon in der Schwangerschaft daran, mehr Zeit mit den Großeltern, Verwandten und Freunden zu verbringen, beziehungsweise mit all den Menschen, die Dir helfen können, sobald das Baby da ist.

7. Verdeutliche ihm die Vorteile, die das Leben mit einem kleinen Bruder oder einer kleinen Schwester mit sich bringt: Jemand, mit dem es spielen kann und um den es sich kümmern kann, wie ein Großer bzw. eine Große und dem es Dinge beibringen kann, wie Zähne putzen oder Kleider anziehen.

## GEBURT

Mit der Geburt beginnt die große Veränderung, auf die alle gewartet haben. Doch was bedeutet es für das ältere Kind oder die älteren Kinder? Bei der Geburt sind sie in den wenigsten Fällen vor Ort mit dabei. Es gibt wohl Frauen, die zu Hause gebären und Kinder ebenfalls zu Hause sind, doch das ist eher die Ausnahme.

Der Zutritt zum Kreissaal ist für Kinder zwar nicht offiziell verboten, es gibt jedoch einige Gründe, warum Kinder nicht mit in den Kreissaal sollten. In erster Linie liegt der Fokus auf der Mutter, deren Wehen und der bevorstehenden Geburt. Die Bedürfnisse der Kinder können in dieser intensiven Zeit nicht ausreichend berücksichtigt werden. Zudem kann es für das Kind verstörend sein, die Mutter mit starken Schmerzen zu sehen. Gerade die Endphase, wo auch mal geschrien wird, kann schwierig mitanzusehen sein für das Kind.

BETREUUNG DER KINDER

Wohin die Kinder also geben während dieser Zeit? Tatsächlich stellt dies heutzutage immer mehr ein Problem dar. Unser soziales Netzwerk ist nicht mehr so eng wie früher, dass wir ein enges Verhältnis zu unseren Nachbarn haben und nachts um zwei Uhr unser Kind vorbeibringen können. Oft kennen wir unsere Nachbarn nicht einmal oder sprechen nicht mehr als ein „Hallo“ miteinander.

Bei Freunden trauen sich viele nicht, das Kind unterzubringen. Die meisten Menschen sind berufstätig oder haben selber Kinder, mit denen sie schon genug beschäftigt sind. Gerade weil wir nicht wissen, ob es nachts losgeht, trauen wir uns oft nicht, die Kinder zu Freunden zu bringen. Auch wenn niemand im Freundeskreis ablehnen würde, so möchten wir doch niemandem zur Last fallen, dem es zu viel sein könnte, sich aber nicht traut, etwas zu sagen.

Sind die Großeltern in der Nähe und pflegen wir ein gutes Verhältnis, so ist das oft die häufigste Option, die gewählt wird. Vielleicht auch die Schwester oder der Bruder, doch meist kommen die eigenen Eltern zum

Zug. Denn wir sind uns sicher, dass sie uns gerne unterstützen, sofern sie können.

Manchen Leuten ist aber auch diese Option nicht gegeben und die Unterbringung des Kindes kann eine große Herausforderung werden. Die Planung dafür sollte möglichst früh erfolgen, denn niemand weiß, ob es nicht zu einer Frühgeburt kommt.

Das Kind kann sich bei einer frühen Planung auch an den Ort gewöhnen. Es macht Sinn, das auswärts Schlafen schon ein paar Mal geprobt zu haben, sodass man weiß, dass es klappt und sich das Kind im besten Fall auf das Schlafen auswärts freut.

Ist die Kinderbetreuung gut organisiert, so kannst Du Dich viel besser auf die Geburt konzentrieren und die Zeit danach, die Du noch im Krankenhaus verbringst. Es ist ein wichtiger Faktor, dem manchmal etwas zu wenig Bedeutung gegeben wird, der aber enorm wichtig ist.

Meine Erfahrung ist, wenn sich das Kind in der Fremdbetreuung gut aufgehoben fühlt, so fällt ihm wahrscheinlich der Start mit dem Baby zu Hause auch einfacher, als wenn es gestresst war, sich nach der Mama gesehnt hat und ihm die Zuneigung fehlt, die es sich von den Eltern in dieser Zeit wünscht. Das wollen wir verhindern, sodass alle zusammen einen guten Start haben und der Familienharmonie nichts im Wege steht.

## NEUES GESCHWISTERKIND ZU HAUSE

Endlich, der Familienzuwachs ist da und kommt nach Hause. Jetzt beginnt eine intensive Zeit, bei der sich alle Familienmitglieder erst einmal an die neue Situation gewöhnen müssen. Gebt euch etwas Zeit, es wird vielleicht nicht von Anfang an reibungslos funktionieren, aber gemeinsam werdet ihr einen Weg finden.

Für das ältere Kind kann es erst mal ein Schock sein, wenn Mama mit dem Baby nach Hause kommt. Hier nochmals zur Erinnerung das Beispiel von vorher: Ihr Mann bringt Beate, die neue Frau nach Hause, die ganz selbstverständlich mit auf dem Sofa sitzt und mit der gekuschelt wird. Genauso, wie das für Dich komisch wäre, ist auch die Situation erstmals fremd und verwirrend für Dein Kind.

Es kann sein, dass es zu einem Entthronungstrauma kommt, weil es sich nun vernachlässigt fühlt. Gerade war das Kind für ein paar Tage über die Geburt bei Oma und Opa untergebracht und jetzt möchte es zu Hause die Zeit mit seiner Mama nachholen, die jetzt aber schon mit jemand anderem beschäftigt ist, denn der kleine Neuankömmling hängt ganz schön viel an Mamas Brust.

Versuche, Dich in Dein Kind hineinzuversetzen und es in seiner Gefühlswelt abzuholen. Gerade jetzt benötigt es viel Zuwendung und Anerkennung, um sich seines Platzes in der Familie sicher zu sein.

5 TIPPS FÜR DIE EINGEWÖHNUNG ZU HAUSE

1. *Exklusivzeit einplanen:* Für das ältere Kind ist es sehr wichtig, dass es trotz des neuen Geschwisterkindes seine Zeit mit Mama und Papa oder auch einer anderen Bezugsperson hat, die ihm wichtig ist. Dabei geht es darum, dass man sich mit dem älteren Kind ohne das Baby beschäftigt. Vielleicht kann der Papa eine Runde mit dem Baby spazieren gehen, während Mama und das größere Kind zu Hause bleiben und sein Lieblingsspiel spielen oder ein Buch anschauen. Eben das, was auch immer das Kind gerade gerne mit Mama machen möchte. Dies empfehle ich so oft wie möglich einzuplanen, denn es hilft dem Kind sehr, wenn es merkt, dass Du auch den Fokus auf sie oder ihn legst und nicht nur auf das Baby. Die Eltern-Kind-Beziehung wird gestärkt und ebenfalls die Geschwisterbeziehung.

2. *Das größere Kind in die Säuglingsversorgung mit einbinden:* Auch wenn das Kind noch klein ist, so kann man es in den Alltagsverrichtungen miteinbeziehen, sodass Mama nicht nur alleine

mit dem Baby beschäftigt ist und Du dem Kind das Gefühl vermittelst, es hat eine Aufgabe mit seinem Geschwisterchen. Das können bei der Pflege kleine Dinge sein, wie die Windel hervorzuholen oder die Babylotion auf den Bauch verteilen. Oder aber dabei helfen, etwas zum Anziehen für das Kleine auszusuchen oder beim Baden dabei sein. Dies hilft dem Kind zu verstehen, was das Geschwisterchen benötigt und warum Mama so viel Zeit mit ihm verbringt.

3. *Nähe zulassen:* Lasse Dein Kind mit dem Säugling kuscheln, sofern es das möchte. Achte dabei darauf, dass es dem Kleinen nicht unabsichtlich weh tut, weil seine Feinmotorik noch nicht so ausgereift ist. Die Kuschelzeit hat viel Einfluss auf die Bindung zwischen den Geschwistern.

4. *Bedürfnisse erkennen:* Auch wenn die Kinder während der Schwangerschaft gut auf das Geschwister vorbereitet wurden, ist das keine Garantie, dass es nicht zu Eifersucht oder Aggressionen kommen kann. Dahinter

verstecken sich meist Bedürfnisse, die es kundtun möchte. Fängt es plötzlich an zu Beißen oder zu Treten, fühlt es sich vielleicht vernachlässigt und wünscht sich mehr Exklusivzeit mit Mama oder Papa. Wichtig ist, dass Du immer versuchst, die Hintergründe für das Verhalten herauszufinden. Mit einem „Das macht man nicht“, ist die Sache nämlich nicht vom Tisch und das Verhalten wird sich auch nicht so schnell ändern.

5. *Die Rolle des großen Geschwisterkindes:* Es kommt sehr häufig vor, dass verbal die neue Rolle des „großen Bruders“ oder der „großen Schwester“ immer wieder betont und damit zusammenhängend gewisse Erwartungen gestellt werden. Dies würde ich – wenn möglich – nicht machen, denn es kann Dein Kind überfordern und Frust auslösen. Das Kind wird zwar über Nacht zum „großen Bruder“ oder der „großen Schwester“, doch in die neue Rolle muss es erst mal hineinwachsen.

## - Kapitel 5 -

# STILLEN – TANDEMSTILLEN

Tandemstillen bedeutet gleichzeitiges Stillen von mehr als einem Kind. Das ist bei Mehrlingen der Fall, kann aber auch ein älteres Kind zusammen mit dem jüngeren Geschwisterchen sein. Hier möchte ich hauptsächlich auf das Tandemstillen von zwei Geschwisterkindern unterschiedlichen Alters eingehen.

Für viele Mütter ist bei einer erneuten Schwangerschaft die Zeit gekommen, ihr Kind abzustillen. Doch eigentlich können und dürfen Schwangere stillen. Tandemstillen hat, wie heute erwiesen ist, einen positiven Einfluss auf die Geschwisterbeziehung und verringert Gefühle von Eifersucht.

Wer gerne Langzeitstillt und wenn es für das Kind und die Mutter angenehm ist, kann so lange weiter gestillt werden, bis es von einer Seite her nicht mehr gewünscht ist. Denn die Stillbeziehung funktioniert nur, wenn es beide genießen. Das bedeutet auch, wenn Du das Stillen Deines älteren Kindes während der Schwangerschaft nicht mehr möchtest, ist das okay. Ihr entscheidet gemeinsam, wann für euch der Zeitpunkt gekommen ist. Dabei sollten auch außenstehende Meinungen keinen Einfluss auf die Entscheidung haben. Die Stillbeziehung geht nur Dich und Dein Kind etwas an und ist eine intime Form der Fütterung und Zuneigung zu Deinem Kind.

Manchmal geschieht es auch, dass das Kleinkind sich selber abstillt während Mama schwanger ist. Der Grund ist, dass fast alle Frauen während der Schwangerschaft – meist gegen Ende hin – kaum oder keine Milch mehr haben. Einige Kinder stillen sich dann selber ab, andere genießen das Nuckeln an der Brust nach wie vor und machen einfach weiter.

# 10 FRAGEN ZUM TANDEMSTILLEN

1. *Darf man während der Schwangerschaft weiterstillen?*

Ja. Es gibt keinen medizinischen Grund, der dagegen spricht. Es sei denn, Du fühlst Dich nicht gut dabei oder Dich belastet das Stillen zusammen dem Aushalten der Schwangerschaftssymptome wie Übelkeit oder Müdigkeit.

Einige Frauen haben während der Schwangerschaft sehr viel empfindlichere Brustwarzen, was ebenfalls ein Grund sein kann, dass man das Stillen einstellen möchte, weil es zu sehr schmerzt.

2. *Wie wirkt sich das Stillen auf die Schwangerschaftsübelkeit aus?*

Erst einmal verspüren Mütter insgesamt weniger Übelkeit, wenn sie stillen. Es gibt sogar Mütter, die nach dem Abstillen den Höhepunkt ihrer Übelkeit erreichten. Erfahrungen deuten darauf hin, dass das Stillen tatsächlich die Schwangerschaftsübelkeit mildern kann, es fehlen aber Studien dazu, die das bestätigen.

Anderseits gibt es auch Mütter, bei denen eine Stillsitzung sehr heftige Übelkeit auslösen kann. Auch beim Milcheinschuss berichten viele über starke Übelkeitsgefühle.

Gerade die Versorgung Deines älteren Kindes kann eine starke Herausforderung sein, wenn Du unter Übelkeit und Müdigkeit leidest. Wichtig ist dabei, dass Du verschiedene Strategien zur Bekämpfung der Übelkeit ausprobierst, um diese möglichst zu minimieren. Versuche, die Nährstoffaufnahme zu maximieren, wenn Du essen kannst. Es kann durchaus nötig sein, die Stillgewohnheiten zu verändern, damit es für Dich angenehmer wird. Experimentiere damit, was euch guttut. Vielleicht benötigt es eine andere Position oder eine Änderung der Häufigkeit oder Stilldauer, damit es Dir mit dem Stillen besser geht.

Gerade eine ungünstige Position beim Stillen kann zu vermehrter Übelkeit führen. Vor allem die Stillposition in der das Kind auf dem Bauch der Mutter liegt, ist hierbei weniger zu empfehlen, weil es direkt auf den

Bauch und den Magen drückt. Probiere einmal aus, wie es sich anfühlt, im Sitzen zu stillen oder wenn das Kind seitlich neben Dir liegt.

Manchen Müttern helfen Veränderungen der Stillgewohnheiten mit der Übelkeit zurechtzukommen, andere sehen kaum eine Verbesserung der Symptome und entschließen sich am Ende doch für das Abstillen. Es soll beim Stillen beiden Seiten gut gehen und deshalb ist es okay, wenn die Symptome zu heftig sind und man den Weg des Abstillens wählt.

3. *Löst das Hormon Oxytocin frühzeitig Wehen aus?*

Nein. Das befürchten viele Frauen, weil das Oxytocin Gebärmutterkontraktionen auslöst. Aber es löst die Gebärmutterkontraktionen nur während der Geburt aus.

Das Hormon Oxytocin schüttet Dein Körper nämlich auch in anderen Situationen aus, zum Beispiel wenn Du einen Orgasmus hast oder bei einem gemütlichen Essen mit Freunden. Es lässt sich im alltäglichen Leben gar nicht verhindern.

Bis wenige Stunden vor Beginn der Geburtswehen reagiert Deine Gebärmutter kaum auf Oxytocin. Es ist dabei egal, wie viel von diesem Hormon ausgeschüttet wird. Deshalb gibt man bei einem Schwangerschafts-abbruch auch kein Syntocinon (das künstliche Oxytocin), weil es nichts bewirken würde.

Darum gibt es auch so viele erfolglose Geburts-einleitungen mit dem künstlichen Oxytocin. Wenn Deine Gebärmutter nicht bereit ist für die Geburt, passiert trotz des Hormones nicht viel.

Sobald der Geburtsbeginn kurz bevorsteht, erhöht sich die Zahl der Oxytocin-Rezeptoren der Gebärmutter sehr schnell und jetzt ist die Gebärmutter empfänglich für die Funktion des Oxytocins und es kann Wehen auslösen. Wenn Du jetzt stillst oder einen Orgasmus hast, kann das tatsächlich der auslösende Faktor sein, dass die Geburt in Gang kommt, aber vorher nicht.

Deshalb stellt das Stillen und die damit verbundene Ausschüttung des Hormons Oxytocin in der Schwangerschaft keine Gefahr dar.

## 4. *Nimmt das Stillen meinem ungeborenen Kind Nährstoffe weg?*

Nein. Dein Ungeborenes bekommt immer Priorität bei dem, was es benötigt. Dein Körper greift dabei auf seine eigenen Reserven zurück, wenn es zu einem Engpass kommt.

Bei einer Umfrage unter 57 Müttern, die während eines Teils oder der gesamten Schwangerschaft gestillt hatten, brachten sie alle Kinder mit einem gesunden Geburtsgewicht auf die Welt. Das Gewicht hat im Durchschnitt 3480 Gramm betragen. Die Spannbreite reichte von 2530 Gramm bis 4920 Gramm.

Andere Studien sind zum Ergebnis gekommen, so lange die Mutter ausreichend Kalorien in Form einer ausgewogenen Mischkost zu sich nimmt und solange sich ihre Gewichtszunahme im Normalbereich befindet, ist der Nährstoffbedarf sowohl von der Mutter, wie auch dem Ungeborenen und dem Stillkind gedeckt. Wobei es beim Stillkind natürlich noch das Alter zu berücksichtigen gibt und die Beikost, die es erhält.

## 5. *Verändert sich die Stillbeziehung aus Sicht der Mutter in der Schwangerschaft?*

Die Schwangerschaft bringt viele Veränderungen mit sich. Emotional wie auch körperlich passiert einiges. Das kann bei Dir auch Auswirkungen auf die Stillbeziehung haben. Einige Frauen stillen plötzlich nicht mehr so gerne, wie vorher.

Manchmal sind die Brustwarzen plötzlich sehr empfindlich und es schmerzt, wenn das Kind an der Brust ist.

Einige Frauen entscheiden sich abzustillen, weil sie es nicht mehr möchten oder weil sie Schmerzen dabei empfinden. Andere stillen weiter. Die Stillbeziehung beruht auf beiden Seiten und es muss für beide Seiten stimmig sein, dass die Stillbeziehung funktionieren kann.

## 6. *Produziert die Brust trotz dem Stillen Kolostrum?*

Ja. Meist zwischen dem 4. und 8. Schwangerschaftsmonat, manchmal auch früher, setzt der Wechsel von der reifen Milch zum Kolostrum ein.

Bei der Geburt kommt es zu einer plötzlichen Abnahme der Progesteron- und Östrogenkonzentration, diese wird mit dem Ausstoßen der Plazenta ausgelöst. Es kommt zur Erhöhung der Kolostrumproduktion und das Signal für den Beginn der eigentlichen Milchproduktion wird ausgelöst. Nach der Geburt des Babys wird dann nur noch eine begrenzte Zeit Kolostrum produziert, da es innerhalb einiger Tage mit dem Milcheinschuss durch die reife Milch ersetzt wird.

Das Stillkind kann das Kolostrum nicht aufbrauchen, die Produktion bleibt während der Schwangerschaft erhalten.

Wichtig zu erwähnen ist, dass wenn das ältere Kind vor oder nach der Geburt eine größere Menge an Kolostrum zu sich nimmt, sich sein Stuhlgang verändern kann. Kolostrum hat eine natürliche abführende Wirkung. Es kann deshalb zu flüssigerem oder häufigerem Stuhlgang kommen. Sobald die reife Muttermilch das Kolostrum ersetzt, sollte sich auch der Stuhl wieder normalisieren.

7. *Sollte das Neugeborene immer zuerst gestillt werden?*

In den ersten Tagen, bis die Milchproduktion in Gang kommt, empfiehlt es sich, das Neugeborene zuerst zu stillen. So kommt das Neugeborene an ausreichend „flüssiges Gold“ – das Kolostrum, welches nur die ersten Tage noch produziert wird. Dieses enthält wichtige Immunfaktoren und Wirkstoffe, die den Darm des Neugeborenen auf die nachfolgende Milch vorbereiten.

Das Kolostrum ist exakt auf die Bedürfnisse des Neugeborenen zugeschnitten und nur begrenzt verfügbar, sodass es sehr sinnvoll ist, das Neugeborene zuerst anzusetzen, damit es seinen Bedarf decken kann.

Nachdem der Milcheinschuss eingesetzt hat, stellen viele tandemstillende Mütter fest, dass ihre Milch so reichlich vorhanden ist, dass die Still-Reihenfolge keine Rolle mehr spielt. Indem Du das Stillverhalten und Hungeranzeichen Deines Babys beachtest, wirst Du schnell herausfinden, wie Du das Stillen beider Kinder am besten aufeinander abstimmst. Meist ergibt es sich automatisch, ohne dass Du groß überlegen musst.

## *8. Reicht die Milch für zwei?*

Ja. Es wird genug Milch für beide da sein. Forschungsergebnisse wie auch Einzelberichte zeigen, dass eine Mutter, die zwei oder mehr Kinder stillt, ganz gleich, ob es sich um Geschwister, Zwillinge oder Mehrlinge handelt, ausreichend Milch produzieren kann.

In einer weiteren Studie konnte auch gezeigt werden, dass eine tandemstillende Mutter während der gesamten 7 Monate, in denen das ältere Kind gleichzeitig mit dem Säugling gestillt wurde, die doppelte Milchmenge produzieren konnte. Es können dabei beeinflussende Faktoren, wie chirurgische Brusteingriffe, die produzierte Milchmenge beeinflussen, aber tandemstillende Mütter klagen, wenn überhaupt, eher über zu viel, als über zu wenig Milch.

Es kann deshalb sein, dass das Kleinkind mit der plötzlich einsetzenden, großen Milchmenge nach der Geburt überfordert ist und es sich dann selber abstillt, weil es damit nicht klarkommt. Oder es trinkt weiter und lässt sich davon nicht beeindrucken.

Für einige Mütter ist es sogar entlastend, wenn das Kleinkind mithilft beim Trinken, wenn sie denn „Milcheinschuss“ oder einen Milchstau haben.

## 9. *Was muss ich bezüglich der Hygiene beim Tandemstillen beachten?*

Im Normalfall sind keine besonderen Hygienemaßnahmen beim gemeinsamen „Nutzen“ der Brüste notwendig. Gewöhnliches Duschen oder Baden reichen aus. Es gibt keinen Grund, den Brustwarzenbereich nach dem Stillen zu säubern. In der Stillzeit wird von der Verwendung von Seife zum Reinigen der Brustwarzen abgeraten.

Auch wenn eines der Kinder krank wird, sind im Allgemeinen keine speziellen Vorsichtsmaßnahmen erforderlich. Viel wichtiger, als die Brustwarzen zu säubern, ist das häufige Händewaschen zur Vermeidung einer Ansteckung. Die natürlichen infektionshemmenden Eigenschaften der Muttermilch wirken der Ausbreitung der Krankheit ebenfalls entgegen.

Dabei bildet eine Infektion mit Hefepilzen (Candida) eine Ausnahme. Dies ist eine relativ häufige Erkrankung während der Stillzeit. Wenn eine Person daran erkrankt, ist es wichtig, dass zur Vermeidung einer erneuten Infektion alle Personen behandelt werden. Zur Vermeidung der Übertragung der Infektion vom einen Kind auf das Andere, raten verschiedene Quellen und Studien dazu, dass es hilfreich sein kann, in der Zeit der Infektion und etwas darüber hinaus, jedem Kind eine „eigene" Brust zuzuweisen.

Bei viralen Erkrankungen ist die Gefahr für die Ansteckung meist einige Tage vor den ersten Symptomen am größten, sodass es beim Ausbruch der Erkrankung eigentlich schon zu spät ist, um das andere Kind zu schützen, weil es davor schon in intensivem Kontakt mit dem Geschwisterkind war, sowohl im häuslichen Umgang, wie auch an der Brust.

Außerdem hat Dein Körper bereits mit der Antikörperproduktion begonnen, die genau auf diesen Erreger zugeschnitten ist und die Du Deinem Kind über die Muttermilch weitergibst. Diese Antikörper helfen

Deinem Kind, schneller gesund zu werden und für das andere Kind sind sie ein Schutz vor einer Ansteckung.

Es gibt Annahmen, dass Tandemstillen die Antikörperproduktion in der Muttermilch sogar beschleunigt. Die Produktion beginnt direkt nach dem ersten Kontakt mit dem Krankheitserreger, zu dem es beim Stillen des infizierten Kindes kommt.

Wenn das ältere Kind nicht mehr gestillt wird und erkrankt, beginnt die Antikörperproduktion erst, wenn die Mutter selber oder das gestillte Baby infiziert wird. Durch das Tandemstillen entfällt also der Zwischenüberträger in diesem Prozess. Wenn Du Deine Brüste zwischen den Stillkindern reinigst, wird möglicherweise der Kontakt der Brust mit den Krankheitserregern verringert und so die Antikörperproduktion ebenfalls verzögert.

### 10. *Wie wirkt sich Tandemstillen auf die Geschwisterrivalität aus?*

Von vielen Müttern wird berichtet, dass sie durch das Tandemstillen eine „geringere Geschwisterrivalität“

beobachtet haben. Dies wird als einer der Hauptvorteile des Tandemstillens genannt.

Manche Kinder wollen sehr gerne zusammen stillen. Gerade wenn das ältere sieht, wie das Baby angesetzt wird, kann es sein, dass es ebenfalls mittrinken möchte. Häufig ist auch zu beobachten, wie die Kinder sich dabei gegenseitig berühren und streicheln. Dabei sieht man, wie die Geschwisterbindung zu entstehen beginnt.

Trotzdem ist es wichtig, sich bewusst zu sein, dass es nicht immer der gleiche Fall ist. Es kann durchaus zu emotionalen Unruhen kommen. Es kann sogar auch zu negativen Gefühlen kommen zwischen Dir und dem Stillkind oder den Geschwistern untereinander. Wichtig finde ich, eine realistische Erwartung zu haben, denn man kann nie voraussehen wie sich die Situation entwickeln wird.

## LANGZEITSTILLEN UND TANDEMSTILLEN – EIN TABU IN UNSERER GESELLSCHAFT?

„Was? Du stillst immer noch?“ – Den meisten langzeitstillenden Müttern ist dieser Satz wahrscheinlich mehr als einmal zu Ohren gekommen. Ich merke, dass in unserer Gesellschaft viel Unwissen über das Stillen herrscht und viele Vorurteile kursieren. Etwas vom natürlichsten wird hinterfragt oder gar dazu geraten, das durch künstliche Milch zu ersetzen. Ich höre Sätze wie: „Dein Kind ist ja jetzt schon groß, Du kannst ja auf die Flasche mit Pulvermilch umsteigen“ oder „du hast doch gar keine Milch mehr nach so langer Zeit, hat das Stillen überhaupt noch einen Sinn?“

Es gibt keine klare Definition, ab wann Stillen zum Langzeitstillen wird. Je nach Kultur variiert das stark. Man kann sagen, es handelt sich um das Stillen, das über die durchschnittliche Stilldauer im jeweiligen Land, in dem man lebt, hinausgeht. In Deutschland liegt das bei ungefähr 7,5 Monaten. Bei einer deutschen Studie wurde von den meisten Befragten eine Stilldauer von 15 Monaten und mehr als unüblich und lange gewertet.

Von der WHO wird empfohlen bis zum 6. Lebensmonat voll zu stillen. Das bedeutet, das Baby bekommt ausschließlich Muttermilch, keine Beikost oder andere Getränke. Nach der Beikosteinführung soll das Stillen nach Bedarf mindestens bis zum Alter von zwei Jahren fortgesetzt werden, da Muttermilch weiterhin eine wichtige Quelle für viele Nährstoffe ist.

Die Definition der Weltgesundheitsorganisation zeigt, dass Langzeitstillen sogar empfohlen wird und trotzdem ist es für die meisten Leute etwas Befremdliches.

„Langzeitstillende“ und „Tandemstillende“ Mütter müssen sich häufig mit Vorwürfen und unangenehmen Fragen auseinandersetzen und ihr Tun rechtfertigen. Ich höre sogar oft, dass es Frauen unangenehm ist, ihr älteres Kind in der Öffentlichkeit zu stillen, weil sie leider schon negative Erfahrungen mit dem Verhalten ihrer Mitmenschen machen mussten.

Ein Vorurteil, das häufig zu hören ist, lautet: „Dein Kind wird ja nie selbständig werden, wenn es immer an Deiner Brust hängt und Du musst Dich dann nicht wundern, wenn es später Komplexe entwickelt.“

Trotz oder gerade weil Kinder lange gestillt werden, haben sie aber gute Chancen, zu selbstständigen und selbstbewussten Menschen heranzuwachsen. Das Stillen ist für eine gute Entwicklung nicht der einzige Aspekt, da spielen sehr viele andere Faktoren mit. Ein Kind, das seine eigene Individualität erkennt, hat auch ein gesundes, soziales Umfeld, liebe- und respektvolle Eltern und Großeltern und erfahren Zuwendung sowie eine stabile Bindung zu Mutter und Vater.

Wenn eine Mutter ihr Kind in der Öffentlichkeit stillt, insbesondere ein laufendes und sprechendes Kind, dann fühlen sich manche Menschen dadurch gestört. In unserer Gesellschaft wird die weibliche Brust nämlich nicht mit der eigentlichen Funktion als Nahrungsquelle für Babys in Verbindung gebracht, sondern in erster Linie mit sexuellen Reizen. Eigentlich ist es gerade für Langzeitstillende mit ihrer Erfahrung ein Leichtes, dezent in der Öffentlichkeit zu stillen. Man sieht kaum etwas von der weiblichen Brust und trotzdem wird immer wieder diskutiert, ob das öffentliche Stillen toleriert werden soll oder nicht. Für mich ist es nicht nachvollziehbar, dass wir unsere Babys und Kleinkinder verstecken sollen, wenn sie ihr

Bedürfnis nach Nahrung befriedigen möchten, während die Erwachsenen in aller Ruhe im Restaurant ihre Mahlzeiten einnehmen. Natürlich muss hier aber jeder seinen eigenen für ihn passenden Weg finden. Es gibt hier keine klare wissenschaftlich bestätigte Regel.

Ich möchte Dich darin bestärken, dass Langzeitstillen oder Tandemstillen etwas vom Natürlichsten ist, das wir weiterführen sollen, egal was unsere Gesellschaft darüber denkt. Fakt ist, es ist das Beste für Dein Kind und so lange es für euch beide passt, hat es nur Vorteile.

## - Kapitel 6 -

# „DAS IST MEINS!“ – DAS PROBLEM MIT DEM TEILEN

Kerstin berichtet von einem Beispiel aus ihrem Alltag: „Meine Tochter Luana ist 2,5 Jahre alt. Sie kann sich mittlerweile auch schon ganz gut mit ihren Spielsachen selber beschäftigen. Kommt dabei ihr Bruder Lukas, 4 Jahre, hinzu, häuft es sich in letzter Zeit, dass sie mit ihm streitet, weil er ihre Spielsachen berührt oder in die Hand nimmt. Luana reagiert dann besitzergreifend und lässt Lukas nicht damit spielen. Nimmt Lukas zum Beispiel ihr Schmusetier in die Hand, geht das Geschrei los. Luana versucht, es ihm zu entreißen und wenn es nicht klappt, lässt sie sich kaum beruhigen. Ich versuche ihr immer wieder zu erklären, dass sie doch teilen soll und ihr Lukas das Schmusetier gleich zurückgeben wird, aber darauf hört sie nicht und steigert sich dann richtig rein. Ich fürchte, wenn sie es jetzt nicht lernt, wird sie später nicht teilen können.“

Ganz oft kommt es zu Streit unter den Geschwistern, weil der Besitz verteidigt wird. „Das ist meins“, „Nein meins“, „Gib mir das zurück!“ sind Sätze, die wohl die meisten Eltern nur zu gut kennen.

Eltern denken oft, sie müssen dem Kind früh beibringen, zu teilen, sonst ist es später nicht in der Lage dazu. Das bringt aber im Kleinkindalter von 2 Jahren noch nichts, weil es kognitiv noch gar nicht verstanden werden kann. Es führt meist nur zu Tränen, wenn wir den Gegenstand unseres Kindes wegnehmen und dem anderen Geschwisterkind geben.

Macht unser Partner das mit unseren privaten Sachen, wie beispielsweise unserer Haarbürste, die er seiner Schwester gibt, weil wir ja teilen können, sind wir damit auch nicht einverstanden. Es gibt Dinge, die gehören uns, die teilen wir nicht und andere Dinge leihen wir auch mal anderen Personen. Manchmal müssen wir uns das anhand solcher Beispiele vor Augen führen, um uns in unsere Kinder versetzen zu können.

## DAS EIGENE ICH-GEFÜHL ERKENNEN

Mit etwa 18 Monaten fangen Kleinkinder an, ihren Besitz zu verteidigen. Sie verstehen aber noch nicht, dass etwas anderes jemand anderem gehört. Das kommt erst mit dem Meilenstein des Perspektivenwechsels. Erst, wenn ein Kind in der Lage ist zu erkennen, dass ein anderes Kind etwas anderes denkt und fühlt, als es selbst, kann es einen Gegenstand als dessen Eigentum erkennen.

Die Bedeutung von „mein“ und „dein“ zu verstehen, ist für Kinder gar nicht so einfach. Wir Erwachsene sind in der Lage, uns in andere hineinzuversetzen, dies nennt man in der Psychologie „Theory of Mind“. Diese Fähigkeit muss sich aber erst entwickeln. Kinder sind die ersten 3 Jahre sehr auf sich selbst bezogen. Das Kind erlebt sich selbst als Mittelpunkt seiner Welt und die Grenzen zu seiner Umwelt sind nur verschwommen wahrnehmbar. Es ist ein Prozess der Reife, bis Kinder Schritt für Schritt die Gefühlswelt anderer zu verstehen beginnen.

Hinweise darauf, ob ein Kind beginnt zu begreifen, dass es einen Unterschied zwischen seiner Welt und der

Welt der Mitmenschen gibt, sind Trotzanfälle. Sie benötigen dabei achtsame Begleitung. Gerade die Trotzphase ist eine wichtige Episode im Kleinkindalter, in der sie lernen, ihr eigenes „Ich“ zu erkennen. Bis sie jedoch eine ähnliche Definition von Besitz haben wie wir Erwachsenen, vergehen Jahre.

Auch die Sprache kann Hinweise darauf geben, ob das Kind sein eigenes „Ich“ zu erkennen beginnt, indem es nicht mehr seinen Vornamen verwendet, um von sich selber zu sprechen, sondern „ich“. Aber bedenke, die Sprachentwicklung von jedem Kind variiert stark.

## WENN WIR UNSERE KINDER ZUM TEILEN DRÄNGEN

Im Beispiel vorher berichtete Kerstin, dass sie immer wieder versucht, Luana das Teilen nahezulegen, es aber ohne Erfolg bleibt. Das ist auch nicht anders zu erwarten, denn im Alter von zwei Jahren zählen Kinder ihre Besitztümer zu ihrem eigenen "Selbst". Drängt man sie dazu, ihr Schmusetier oder ihren Teddybär zu teilen, verlangen wir, dass sie ein Teil ihres Selbst abgeben. Das wollen wir ja eigentlich gar nicht. Bis Kinder einen echten Sinn für Gerechtigkeit und Teilen bekommen, benötigt es Jahre.

Es ist normal, dass Kinder je kleiner sie sind, noch nicht teilen wollen, beziehungsweise können. Studien zeigen, dass Kinder im Alter von 3 und 4 Jahren kaum teilen. Bei den 5 und 6-Jährigen teilen bereits 20%. Im Schulalter teilen 50% der Kinder freiwillig. Das zeigt, wir müssen es unseren Kindern nicht beibringen, es geschieht automatisch, wenn sie von der Reife her bereit dazu sind.

## WAS KANNST DU TUN?

Ich persönlich vertrete die Haltung „Mein Kind muss nicht teilen“. Meine Einstellung stößt manchmal auf Unverständnis anderer Eltern, aber ich bleibe meiner Linie treu, denn es geht um mein Kind und seine Entwicklung.

Es kam auch schon zu Diskussionen deswegen im Freundeskreis. Erfreulicherweise konnte ich durch Gespräch und Aufklärung meine Freundinnen aber besänftigen und sie verstehen mich und meine Haltung besser. Einige fanden den Ansatz sogar spannend und es hat sie angeregt, ihren eigenen Ansatz zu überdenken und andere fahren weiter ihre Linie und das ist okay.

In der Erziehung ist es oft eine Haltungsfrage, wie wir mit unseren Kindern umgehen oder was wir ihnen mit auf den Weg geben.

Das Wichtigste beim Teilen – wie bei fast allem – ist, dass Du Geduld hast mit Deinen Kindern. Jedes Kind entwickelt sich individuell, die einen etwas schneller und die anderen brauchen etwas länger und mit Druck löst man eher Gegendruck aus. Fakt ist, sie werden alle von sich aus irgendwann teilen wollen. Du kannst Dein Kind aber auf dem Weg unterstützen, sodass es irgendwann von sich aus gerne teilt und es das als etwas ganz Normales in Interkation mit seinen Mitmenschen sieht.

## DAS EIGENTUM RESPEKTIEREN

Kinder besitzen genauso wie wir Erwachsene Lieblingssachen, die ihnen wichtig sind. Das sollten wir als Eltern respektieren. Wenn das Kind seine Sachen behalten darf und lernt, dass sein Wunsch respektiert wird, wird es später eher in der Lage sein, seine Dinge freiwillig abzugeben. Aber auch dann wird es das manchmal tun und manchmal eben nicht. Das Leben ist ein Lernprozess.

Nochmals zurück zum Beispiel von Kerstin und ihren Kindern: Wenn Kerstin Lukas mit dem Schmusetier von Luana spielen lässt und sie Luana erklärt, sie solle teilen, wird dies fast sicher in Tränen enden. Luana fühlt sich beraubt, denn man nimmt einen Teil von ihr weg.

Besser wäre zu respektieren, dass Luana ihr Schmusetier nicht hergeben möchte und Lukas erklären, dass es Luanas Schmusetier ist, das sie nicht hergeben möchte, wie er auch seinen Teddy nicht gerne hergibt. Lukas ist schon etwas älter und kann das vielleicht schon besser verstehen.

## ÜBER GEFÜHLE SPRECHEN

Dass Dein Kind etwas nicht herausgeben will, hat immer einen Grund. Vielleicht ist es sein Lieblingsstofftier, das es nicht teilen möchte. Oder es hat Angst, dass es kaputt geht oder dass es dieses nicht mehr zurückbekommt.

Es kann hilfreich sein, Deinem Kind seine Gefühle oder den Konflikt in Worte zu fassen. „Ich sehe Luana möchte ihr Schmusetier nicht hergeben". Dabei solltest Du möglichst versuchen, nicht zu bewerten.

## VORBILD SEIN

Das wohl Wichtigste in diesem Thema ist unsere Vorbildfunktion. Deine Kinder lernen am meisten von dem, was sie bei Dir sehen. Teile zum Beispiel Deinen Nachttisch mit ihm, biete ihm Deine Trinkflasche an oder frage Dein Kind, ob Du von seiner Waffel probieren darfst.

Je mehr ihr in eurer Familie untereinander teilt, umso mehr wird es etwas Selbstverständliches für Dein Kind. Benutze dabei das Wort "teilen", um Dein Handeln zu beschreiben, damit Dein Kind mit der Zeit versteht, was mit Teilen gemeint ist.

Was Du Deinen Kindern vorlebst, übernimmt es auch eher automatisch. Kommt das Teilen von Herzen und ist freiwillig, ist es doch auch viel mehr wert, als wenn es dazu von uns Eltern bewegt wird. Das Gleiche gilt übrigens für das Lernen von Höflichkeit.

- Kapitel 7 -

# GEWALTFREI MITEINANDER KOMMUNIZIEREN

Ich habe nach einer einfachen Methode gesucht, welche mir und anderen helfen kann, die Kommunikation und das Konfliktverhalten in unserer Familie zu verbessern. Dabei bin ich auf das Modell der Gewaltfreien Kommunikation (GfK) gestoßen.

Im vorhergegangenen Abschnitt habe ich die gewaltfreie Kommunikation mehrfach als hervorragenden Weg der Kommunikation angesprochen, hier möchte ich es Dir endlich genauer erklären. Dieses Modell hat mich besonders angesprochen, weil es einfach zu verstehen ist und meine Grundsätze von Empathie und bedürfnisorientiertem Umgang fördert. Es eignet sich wunderbar zum Anwenden bei Konfliktsituation unter Geschwistern, aber auch in anderen Situationen, wie im Beruf, im Gespräch mit dem Partner usw. Wir kommunizieren in unserer Partnerschaft seit langem nach diesen Regeln und unsere Kinder übernehmen unsere Kommunikationsform ebenfalls.

Bei dieser Methode der Kommunikation geht es darum, einander aktiv zuzuhören, sowie sich gegenseitig respektvoll und empathisch zu begegnen. Es wird darauf verzichtet, andere zu beurteilen oder Macht auszuüben.

Mit Gewaltfreier Kommunikation kann man die Kinder oder den Partner aber nicht dazu bringen, etwas zu tun, was die Person nicht möchte, es ist eine Kommunikation auf Augenhöhe und die Bedürfnisse des anderen werden respektiert.

Rosenberg hat das Kommunikationskonzept „Gewaltfreie Kommunikation“ entwickelt. Dabei hat es nichts mit Vermeidung körperliche Gewalt zu tun, wie es der Umkehrschluss „kommunizieren mit Gewalt“ vielleicht vermuten lassen könnte. Es geht mehr darum zu vermeiden, jemanden mit Worten zu beleidigen, zu bedrohen oder zu verletzen. Dies geschieht unbeabsichtigt ganz oft im Alltag und es entstehen Konflikte.

Für die GfK werden auch die Bezeichnungen „Einfühlsame Kommunikation", „Verbindende Kommunikation", „Sprache des Herzens" oder „Giraffensprache" verwendet. Die Giraffe ist die Symbolfigur der gewaltfreien Kommunikation, weil der lange Hals die Weitsicht symbolisieren soll. Zudem hat die Giraffe unter den Landsäugetieren das größte Herz, was hier für Mitgefühl steht.

Marshall R. Rosenberg hat ein Handlungskonzept für gewaltfreie Kommunikation anhand von 4 Schritten entwickelt. Dabei steht Empathie im Zentrum. Ich empfinde es als hilfreich, diese 4 Schritte zum Beispiel am Kühlschrank zu befestigen, sodass Du diese Schritt für Schritt verinnerlichst. Auch ist es hilfreich für Deinen Partner oder ältere Kinder in der Familie. Denn das Ziel ist ja, dass alle Familienmitglieder lernen, gewaltfrei miteinander zu kommunizieren.

Die Theorie ist einfach zu verstehen, die Umsetzung im Alltag benötigt etwas mehr Übung. Deine früheren Erfahrungen in Deiner Kindheit und Deine Gewohnheiten haben Dich geprägt. Es bedarf etwas Geduld, bis die neue Kommunikationsform sich im

Familienleben integriert, hat aber einen enormen Effekt im Verständnis zwischeneinander.

## WAS SOLLTEST DU VERMEIDEN?

Vermeide moralische Urteile, denn für die Beziehung ist es nicht förderlich, wenn wir zum Beispiel unserem Kind sagen, dass es ein schlechtes Verhalten zeigt, nur weil es nicht das macht, was wir uns in dem Moment vorstellen, das es machen sollte. Dann kommt es schnell zu Verurteilungen und Sätzen wie: „Das war böse von Dir“, „Du bist ungeduldig“ oder „Du bist so unordentlich“. Damit wird nicht hinterfragt, was das Kind möchte, sondern mit solchen Sätzen ignorieren wir das Bedürfnis hinter dem Verhalten unseres Kindes und verhindern einen einfühlsamen Umgang miteinander.

Auch Vergleichen ist eher hinderlich in der Beziehung zu unserem Kind. Sätze wie „Noah weint auch nicht, wenn er baden soll“ oder „Das Zimmer Deiner Schwester sieht immer ordentlicher aus, als Deines“, passieren unbewusst sehr schnell. Schnell vergleichen wir das Verhalten unserer Kinder ohne böse Absichten. Versuche eher, den Fokus auf das Kind und seine Bedürfnisse zu richten. Die Charaktere der Kinder sind verschieden, genau wie ihre Bedürfnisse dahinter.

Vielleicht schafft es das jüngere Kind einfach noch nicht, das Zimmer alleine aufzuräumen, weil es das überfordert und es sich dabei Deine Unterstützung wünscht. Oder Noah badet einfach sehr gerne, weil Wasser genau sein Element ist. Die kleine Lisa beschäftigt sich aber gerade mit etwas anderem und hat Mühe, in diesem Moment den Übergang von einer Situation in die andere zu machen und braucht daher hier einen langsamen Abschluss, bevor sie für die nächste Aktivität bereit ist.

Etwas anderes, das ich auch häufig beobachte, ist, dass Eltern die Verantwortung leugnen. „Moritz, wenn Du so ein Theater machst, muss ich Dich in Dein Zimmer schicken. Du bist selbst schuld, denn ich habe Dich gewarnt." Es ist einfach, die Verantwortung für seine eigenen Entscheidungen zu leugnen oder abzuschieben. Es werden vage Mächte verantwortlich gemacht „Das macht man halt so" oder die Umstände „Ich schreie meine Kinder an, weil ich unter Stress stehe". Auch ist es mal der Gruppenzwang „All meine Freunde machen das auch so" oder institutionelle Vorschriften „Beim zweiten Mal stören fliegst Du raus, so sind die Regeln".

Wie können wir unsere Kommunikation ändern, damit nicht mehr moralisch geurteilt wird, keine Vergleiche mehr stattfinden und man sich nicht hinter der Verantwortung versteckt? Die Methode der GfK bietet simple Ansätze, welche einfach und in jeder Situation anzuwenden sind.

## DIE 4 SCHRITTE

Die 4 Punkte der GfK lassen sich gut auf einem Zettel notieren und diesen kannnst Du an einem Ort befestigen, wo Du Dich häufig aufhältst, um immer wieder einen Blick darauf zu werfen. Damit Du diese Punkte besser verstehst, erkläre ich Dir diese jeweils mit einem Beispiel.

SCHRITT 1: BEOBACHTUNG

Beschreibe deinem Kind die Handlung, die Du beobachtet hast und welche das Wohlbefinden beeinträchtigt hat.

Hier geht es erstmal nur um die Beobachtung frei von jeglicher Interpretation der Situation. Was siehst Du, was passiert? Was hörst Du, was gesagt wird? Dabei geht es darum, dem Kind unsere Beobachtung mitzuteilen, ohne sie zu beurteilen oder zu bewerten.

Warum sollen wir nicht bewerten? Sobald wir unsere Beobachtungen beurteilen, verringert sich die Wahrscheinlichkeit, dass wir vom Kind gehört werden. Negative Gefühle können aufkommen und das Kind fühlt sich eventuell kritisiert und möchte sich dagegen wehren.

Statt zu werten „Lisa, Du bist so unordentlich. Immer sind Deine Sachen in der ganzen Wohnung verstreut. Bring das sofort in Ordnung!“, solltest Du erstmal nur beschreiben, was Du beobachtest: „Lisa, Deine Puppe liegt unter dem Tisch im Wohnzimmer, Deine Schulsachen sind in der Küche ausgebreitet und Deine schmutzigen Kleider habe ich auf dem Badezimmerboden gefunden.“

SCHRITT 2: GEFÜHLE

Drücke Deine Gefühle aus, die durch die Handlung bei Dir ausgelöst wurden.

Sprich aus, welche Gefühle Deine Beobachtungen bei Dir auslösen. Wie fühlst Du Dich? Traurig, verletzt, erschrocken, ignoriert, usw.?

Das ist gar nicht so einfach. Denn wir sind es meist nicht gewohnt, uns über unsere eignen Gefühle klar zu werden und diese auch mit anderen Menschen zu kommunizieren. Dies liegt wahrscheinlich im Ursprung unserer Kindheit. Unsere Generation ist mit dem Sprichwort „Ein Indianer kennt keinen Schmerz“ aufgewachsen, Gefühle hatten meist wenig Platz im Alltag. Gerade deshalb fällt es uns oft auch sehr schwer, Gefühle in Worte zu fassen.

Im Beispiel von Lisa kann das folgendermaßen aussehen: „Wenn ich Deine Sachen überall verteilt vorfinde, ärgert mich das.“

SCHRITT 3: BEDÜRFNISSE

Formuliere die Bedürfnisse, die hinter der Handlung stehen.

Indem Du Deine Bedürfnisse aussprichst, zeigst Du, dass Du selbst für Deine Gefühle verantwortlich bist. So gestehst Du Dir ein, dass nicht was andere sagen oder andere tun der Auslöser für Deine Gefühle ist, sondern die aktuelle Situation. Egal ob diese positiv oder negativ sind. Die Gefühle entstehen, weil wir der Situation einen bestimmten Sinn zuschreiben. „In der Wohnung herrscht Unordnung“ und unser Bedürfnis dazu ist: „Ich erwarte, dass jedes Familienmitglied Ordnung hält“.

Äußerst Du Bedürfnisse nur indirekt, indem Du interpretierst und bewertest, besteht die Gefahr, dass die andere Person sich schnell kritisiert fühlt, sich versucht zu verteidigen oder aggressiv reagiert.

Darum ist es so wichtig, dass Du Deine Gefühle direkt mit Deinen Bedürfnissen in Verbindung bringst. So fühlt sich Dein Kind nicht angegriffen und es kann einfacher empathisch reagieren.

In unserem Beispiel: „Wenn ich sehe, dass in der ganzen Wohnung Unordnung herrscht, ärgert mich das. Denn ich fühle mich nur wohl, wenn es ordentlich ist."

## SCHRITT 4: BITTE

Bitte um eine konkrete Handlung. Auch wenn diese Bitte nicht erfüllt wird, ist das in Ordnung.

Die Bitte sollte positiv formuliert sein, das heißt, Du bittest um ein bestimmtes Verhalten. Wenn Du nur aussprichst, was das Kind nicht tun soll, weiß es dann zwar, was wir nicht möchten, aber nicht, was wir stattdessen erwarten, beziehungsweise was es stattdessen tun soll. Zudem lösen negativ formulierte Bitten eher eine Abwehrhaltung aus.

Auch unklar formulierte Bitten wie „bitte reiß Dich mal ein bisschen zusammen“, „sei ein braves Kind“ oder „seid doch bitte etwas friedlicher miteinander“, führen nur dazu, dass die Kinder nicht genau wissen, wie sie sich verhalten sollen.

In unserem Beispiel können wir Lisa bitten: „Kannst Du bitte Deine Puppe ins Zimmer bringen, Deine Schulsachen zusammentragen und die schmutzigen Kleider in den Wäschekorb geben?“

Die Bitte darf dabei nicht als Forderung gedacht sein. Wenn das Kind befürchtet, dass eine Bestrafung droht, wenn er der Bitte nicht nachkommt, handelt es sich um eine Forderung. Das löst eventuell Rebellion aus, da sich die Person zu unterwerfen hat, anstatt einfühlsam auf die Bitte einzugehen.

Je häufiger Lisa von den Eltern verurteilt oder bestraft wurde, nachdem sie einer Bitte nicht nachgekommen ist, desto größer ist die Wahrscheinlichkeit, dass zukünftige Bitten als Forderungen verstanden werden und somit mit Rebellion regiert wird.

Möchte Lisa der Bitte nicht nachkommen: „Nein, ich schaue mir gerade mein Buch mit den Tieren an“, so sollten wir im Sinne einer gewaltfreien Kommunikation nicht mit Urteilen reagieren „du bist faul“ oder mit Strafen „dann kaufe ich Dir später kein Eis“, sondern empathisch auf Lisas Bedürfnis eingehen.

## WIE KANN ICH EMPATHISCH AUF MEIN KIND EINGEHEN?

Empathisch bedeutet, sich in die andere Person einzufühlen. Wir versuchen also, unser Kind zu verstehen und zeigen ihm das auch. Wir versuchen, unsere vorgefertigte Meinung und Beurteilung über unser Kind abzulegen.

Wir können das „Problem“ unseres Kindes nicht lösen, wir können aber versuchen, es zu verstehen und anhand der vier Schritte Beobachtung, Gefühle, Bedürfnisse und Bitte mit ihm kommunizieren.

Um sicher zu gehen, dass wir das Gesagte richtig verstanden haben, können wir es in eigenen Worten zusammengefasst wiedergeben. Dabei ist es wichtig, dies in eine Frage zu verpacken, sodass wir unserem Kind die Möglichkeit zur Richtigstellung geben.

Im Beispiel kann es folgendermaßen aussehen, wenn wir empathisch auf Lisa eingehen: „Lisa, Du hast meine Bitte gehört, bist davon aber genervt, weil Du Dich erstmal mit Deinem Buch von Deinem anstrengenden

Schultag erholen möchtest. Möchtest du, dass ich Dich eine viertel Stunde in Ruhe lasse?“

Wenn sich Lisa so verstanden fühlt, besteht die Möglichkeit, dass sie, sobald sie das Buch fertig angeschaut hat und etwas runtergefahren ist, der Bitte ihrer Mutter nachkommt. Es findet eine Art Kompromiss statt. Als Mutter geben wir dem Kind die Zeit, die es aktuell braucht und das Kind kommt uns danach entgegen und erfüllt unseren Wunsch. Beide Bedürfnisse sind erfüllt und beide Seiten fühlen sich verstanden.

## AUSÜBUNG VON MACHT

Wenn Paul gerade seiner jüngeren Schwester Lisa an den Haaren zieht, hast Du natürlich nicht die Zeit, nach den 4 Schritten zu kommunizieren. Du musst schnell handeln und es kann sinnvoll sein, Macht auszuüben, um Lara zu schützen.

Bei der GfK wird zwischen beschützender und bestrafender Macht unterschieden.

Bei der beschützenden Macht werden Verletzungen oder Ungerechtigkeiten verhindert. Im Beispiel von Paul und Lisa wäre das, dass Du Pauls Finger von Laras Haaren löst und die beiden liebevoll aber bestimmt voneinander trennst. Für Schutzzwecke können wir Macht anwenden, denn wir richten so die Aufmerksamkeit aufs Leben oder die Rechte, die es zu schützen gilt, ohne dabei über das Verhalten zu urteilen.

Die bestrafende Macht hat zum Ziel, dass Personen für ihre Regelverstöße bestraft werden. Im Beispiel wäre das, wenn Du Paul in eine Ecke stellst oder ihn tadelst „Wie kannst Du nur so gemein sein. Du solltest Dich schämen!". Bei der bestrafenden Macht verurteilen wir das Verhalten und haben zum Ziel, dass das Kind so lange leidet, bis es seine Verfehlung erkennt und sich bessert.

Im Alltag zeigt sich aber, dass Strafen eine verstärkte Abwehrhaltung beim Kind hervorrufen und damit nicht die Einsicht gefördert wird.

Auch wenn wir es schaffen, dass das Kind durch Androhung von Strafe sein Verhalten ändert, ist es nicht wünschenswerter, dass es sich aus eigener Einsicht dafür entscheidet?

Zudem lernt das Kind mit bestrafender Machtausübung physische und psychische Gewalt als sozial akzeptiertes Verhalten zur Konfliktlösung. Das entspricht nicht den Werten, die ich meinen Kindern vermitteln möchte.

Mit gewaltfreier Kommunikation räumen unsere Kinder nicht häufiger ihr Zimmer auf oder streiten sich weniger häufig mit den Geschwistern, aber es kann die Beziehung zwischen den Familienmitgliedern stärken und Konflikte können auf Augenhöhe gelöst werden. Was lernst Du mit gewaltfreier Kommunikation?

## GFK IM ALLTAG

Beispiele hören sich immer wunderbar einfach an. Oft lässt es sich im Alltag aber nicht ganz so einfach umsetzen. Meist hindern wir uns selber, in dem wir unbewusst unseren alten Weg wieder einschlagen. Unsere eigene Erziehung hat uns und unsere Kommunikation geprägt und es ist nicht so einfach, alte Kommunikationsmuster abzulegen.

Mir hat der Spickzettel am Kühlschrank sehr geholfen. Ich brauchte einige Zeit, um die 4 Schritte zu verinnerlichen. Trotzdem bin ich auch immer wieder in mein altes Kommunikationsmuster zurückgefallen. Ist mir dies bewusst geworden, habe ich mich selber reflektiert und mir überlegt, wie ich stattdessen anhand der 4 Schritte hätte kommunizieren sollen.

Sehr hilfreich ist, wenn man den Partner miteinschließen kann. So kann man sich gegenseitig auf die 4 Schritte aufmerksam machen und Hilfestellung geben. Auch gemeinsames Reflektieren ist sehr hilfreich. Gerade, wenn man sich selber mit dem Kind im Konflikt befunden hat, kann es sehr hilfreich sein, wenn die außenstehende Person bei der

Reflektion der Situation dabei ist. Denn von außen nimmt man eine Situation immer anders wahr, als wenn man selber betroffen ist.

Ich möchte Dir ans Herz legen, Dir selbst die Zeit zu geben. Bald wird es Dir besser gelingen, die GfK anzuwenden und Du wirst sehen, was für einen großen Nutzen es im Familienleben bringt.

## - Kapitel 8 -

# ZUM SCHLUSS NOCHMAL MEINE TIPPS IM ÜBERBLICK

Auf den folgenden Seiten habe ich Dir noch mal die wichtigsten Tipps und Hinweise aus diesem Buch zusammengefasst. Ich würde Dir empfehlen, in der nächsten Zeit noch einige Male in dieses Buch zu schauen und diese Tipps zu lesen, damit Du sie auch wirklich verinnerlichst.

Zudem gebe ich Dir hier auch noch einige Hinweise zum Umgang mit streitenden Geschwistern, die schon etwas älter sind. Auch das kann sich für Dich in der Zukunft noch als sehr nützlich erweisen.

## TIPPS IM UMGANG DEINES KINDES MIT EINEM NEUEN GESCHWISTERKIND

1. *Informiere das Geschwisterkind über die Schwangerschaft:*

Wann und wie Du es Deinem Kind sagst, liegt ganz bei Dir. Mein Tipp: Je jünger das Kind ist, desto später würde ich es einweihen. 7 oder 8 Monate sind in diesem Alter eine sehr lange Zeit. Ein 1-jähriges Kind wird die Veränderung weniger bemerken, als ein 3-jähriges Kind.

2. *Lasse das Geschwisterkind an der Schwangerschaft teilhaben:*

Lasse Dein Kind die Veränderungen an Dir miterleben. Erkläre ihm, dass sein Geschwisterchen im Bauch heranwächst und bald mit euch unter einem Dach leben wird. Achte darauf, dass Du altersgerecht auf Dein Kind eingehst. Kinder bis zu 3 Jahren können allzu detaillierte Erklärungen noch nicht verstehen.

3. *Organisiere die Betreuung während Geburt / Wochenbett:*

Organisiere frühzeitig, wo und mit wem Dein Kind bei Deiner Geburtsphase bzw. in der Zeit im Wochenbett untergerbacht ist.

4. *Schütze das Baby, aber angemessen:*

Vermeide ständige Ermahnungen wie „Sei vorsichtig mit dem Baby!“, „Tu ihm nicht weh!“ oder „Sei leise, das Baby schläft“. Das Kind kann trotzig reagieren oder es steigert seine Eifersucht, wenn es ständig Rücksicht nehmen muss. Klar muss das Baby geschützt werden, denn gerade Kleinkinder sind oft von der Feinmotorik noch nicht so ausgereift, um mit dem Baby angemessen umzugehen. Lasse die beiden auch miteinander Kuscheln. Und was der Lärmpegel betrifft, sind Babys eigentlich ganz robust und lassen sich im Schlaf nicht so schnell stören.

5. *Beziehe das Geschwisterkind in der Babypflege mit ein:*

Stärke das Verantwortungsgefühl Deines Kindes, indem es bei der Versorgung des Babys mithelfen kann. So versteht es die Bedürfnisse des kleinen

Geschwisterchens viel besser und die Beziehung wird gestärkt.

6. *Plane Exklusivzeit mit Deinem älteren Kind ein:*

Das Baby wird rund um die Uhr versorgt. Lasse auch Dein älteres Kind ab und zu der Mittelpunkt sein, denn das war es bis dahin gewohnt und benötigt es nach wie vor. Gerade wenn der Papa zu Hause ist und sich um das Neugeborene kümmern kann, bietet sich eine gute Gelegenheit dazu. Plant etwas, was nur ihr beiden macht, vielleicht geht ihr raus Spazieren und spielt sein Lieblingsspiel zusammen.

7. *Lasse Dein Kind nochmals Baby sein:*

Dein Kind möchte wieder Baby sein. Lass es das tun und vermeide Sätze wie „Du bist doch schon groß". Meist dauert die Phase nicht lange und es wird ihm zu langweilig, sofern dem nicht allzu viel Aufmerksamkeit gewidmet wird.

8. *Halte das Jammern aus:*

Versuche über die Zeit von ca. 12 bis 16 Wochen während der Geschwisterkrise das Jammern auszuhalten und ihm nicht zu viel Bedeutung zu geben. Dauert es länger an, kannst Du Dein Kind ermahnen, freundlicher zu sprechen.

*9. <u>Lasse Dich nicht provozieren:</u>*

Dein Kind provoziert Dich, versuche aber trotzdem ruhig zu bleiben, um es nicht noch mehr dazu zu ermutigen, weiter zu machen. Zeige ihm Deine Grenzen im Gespräch. Gewaltfreie Kommunikation hilft dabei. Schaue auch hinter die Handlung, was manchmal als Provokation gedeutet werden kann, muss nicht immer eine sein.

*10. <u>Sei sensibilisiert, wenn sich Dein Kind zurückzieht:</u>*

Achtung, wenn Dein Kind nach der Geburt seines Geschwisterchens plötzlich stiller und in sich gekehrt ist, kann das ein Alarmsignal sein, dass es sich in der nachgeburtlichen Geschwisterkrise befindet. Hilf ihm, seine Gefühle zu verbalisieren, manchmal geht das besser mit nicht allzu nahestehenden Personen, wie der Erzieherin oder sonst jemandem aus dem Umfeld.

11. *Stille beide Kinder, wenn es für euch in Ordnung ist:*

Das Tandemstillen hat einen sehr positiven Effekt auf die Geschwisterbeziehung und ist sehr wirksam, um Eifersucht zu vermeiden bzw. zu minimieren. Das wichtigste dabei, es muss sich jeder von euch dabei wohl fühlen, um die Stillbeziehung aufrecht zu erhalten. Höre auf Dich selbst.

12. *Zeige Deinem Kind Alternativen zum Beißen oder Hauen:*

In das Kissen zu Beißen oder zu Hauen kann als Ventil dienen, um den Emotionen freien Lauf zu lassen, ohne jemandem Wehzutun.

13. *Dränge Dein Kind nicht zum Teilen:*

Akzeptiere die persönlichen Besitztümer Deines Kindes und vermeide, es dazu zu drängen, seine eigenen Spielsachen zu teilen.

14. *Sprich über Gefühle:*

Gerade bei Eifersucht kann es Druck vom Kind nehmen, wenn ihr darüber sprecht. Gefühle sind nicht verboten, zeige Deinem Kind, dass auch negative Gefühle gegenüber dem Baby erlaubt und ganz normal sind.

## WEITERE TIPPS BEI GESCHWISTERSTREIT UNTER ÄLTEREN KINDERN

1. *Verzichte auf Strafen:*

Strafen wie Fernsehverbot oder Hausarrest fördern eher die Wut und Rachegefühle.

2. *Greife nicht gleich ein:*

Lasse Deinen Kindern Raum und Zeit, einen Konflikt selber auszutragen, bevor Du eingreifst. Deine Kinder profitieren von einem erfolgreich gelösten Konflikt, Dein frühzeitiges Eingreifen verhindert das eher.

3. *Vermeide Vergleiche:*

Versuche, Vergleiche unter den Kindern zu vermeiden. Es fördert das Konkurrenzdenken unter ihnen. Auch kann es bewirken, dass sich das Kind in eine Rolle gedrängt fühlt und diese auch weiter fortführt.

4. *Dränge Dein Kind nicht, sich zu entschuldigen:*

Lasse Deinem Kind Zeit, bis es von seiner Entwicklung her reif genug ist, Mitgefühl zu empfinden.

5. *Unternehmt gemeinsame Ausflüge:*

Regelmäßige Familienaktivitäten schweißen zusammen. Überlegt euch, was ihr alle gerne zusammen unternehmt.

6. *Geht den Tag nochmals zusammen durch:*

Gehe abends den Tag gemeinsam mit Deinen Kindern nochmals durch. Besprecht, was ihr heute zusammen erlebt habt.

7. *Wende die gewaltfreie Kommunikation an:*

Versuche, die Regeln der gewaltfreien Kommunikation im Gespräch mit Deinen Kindern oder bei Konfliktlösungen anzuwenden. Deine Kinder lernen von Dir und übernehmen die Kommunikationsform automatisch, um miteinander zu kommunizieren.

# - Kapitel 9 -

# FAZIT

Das Thema Geschwister ist sehr komplex. Das wurde mir bei der Recherche zu diesem Buch wieder bewusst. Einerseits kommen wir als Mensch aus einem Familiensystem, das unsere Rolle und unseren Charakter geprägt hat und anderseits gründen wir unser eigenes Familiensystem, in das unsere Kinder hineingeboren werden.

Natürlich treffen die typischen Charaktereigenschaften, die aufgrund der jeweiligen Geschwisterkonstellation der Person zugeschrieben werden, nicht auf jeden zu. Genauso verhält es sich auch mit Einzelkindern und Zwillingen. Studien in der Geschwisterforschung sind spannend und lehrreich und manchmal auch sehr hilfreich fürs Verständnis. Trotzdem möchte ich damit nicht zum Klischeedenken verleiten. Es sollte mit Vorsicht genossen werden. Ausnahmen bestätigen immer die Regel.

Ich finde die Ergebnisse der Studien aber trotzdem spannend, denn sie können beim Verständnis helfen und ich sehe durchaus viele Parallelen bei mir selber oder in meinem Umkreis und in der Beratung anderer Familien.

Was ich daraus mitnehme ist, dass die Reihenfolge, in der wir in die Familie hineingeboren wurden, oder ob wir Einzelkind oder Zwilling sind, maßgeblich auch Einfluss auf unseren Charakter oder unser Leben hat. Es prägt uns, ohne dass wir groß darauf einwirken können.

Ähnlich erleben das vielleicht auch Stiefgeschwister. Der Lauf, den das Leben genommen hat, hat sie in ein neues Familiensystem gebracht, mit neuen Stiefgeschwistern, die erst einmal kennengelernt werden müssen. Es kann anfangs durchaus auch eher ein Zusammenraufen sein, bis sich die Wogen etwas glätten.

Die Beziehung zu unseren Geschwistern hält lebenslang. Auch bei Abbruch des Kontaktes bleibt man trotzdem Bruder oder Schwester und ob eine

Verbundenheit oder Vertrautheit existiert oder nicht, ganz durchtrennen kann man das Band nie.

Als Kind ist unsere Beziehung zu unseren Geschwistern noch eine andere als wir sie im Erwachsenenalter pflegen. Ich bin überzeugt, dass das Band zwischen Geschwistern in der Kindheit zu wachsen beginnt und auch wenn es zwischenzeitlich nicht ganz so stark ist, so ist es immer vorhanden. Bevor unsere Kinder erwachsen werden, können wir viel dazu beitragen, wie stark oder wie locker das Band ist.

Mir wurde erneut bewusst, wie wichtig eine harmonische Familie für die Entstehung einer engen Geschwisterbeziehung ist. Wenn Du also von Beginn an, wenn das Geschwisterchen in Deinem Bauch beginnt zu wachsen, das nötige Hintergrundwissen mitbringst, um Dein älteres Kind möglichst gut auf die Veränderung vorzubereiten, kannst Du es ihm erleichtern, sein Geschwisterchen mit weniger Eifersucht kennenzulernen und die Beziehung positiver zu beginnen.

Die erste Zeit mit zwei Kindern ist gewiss eine Herausforderung. Wahrscheinlich ist dabei schon jedes

Elternpaar mal an seine Grenzen gestoßen. Mir ging und geht es nicht anders. Es ist enorm schwierig, unsere Kinder zu verstehen, wenn wir selber kaum eine Vorstellung haben, was in ihnen vorgehen könnte.

Die Gespräche mit Müttern und die Beobachtungen in meinem Umfeld haben mir gezeigt, dass wir dazu neigen, sehr schnell ein Verhalten zu bewerten, nicht aber genau nachforschen, was das Verhalten ausgelöst hat. Es erscheint mir schwierig bis schier unmöglich, dann adäquat zu reagieren.

Beim Eingreifen in einen Geschwisterstreit kann nämlich ganz schön viel schieflaufen. Wir können die Situation schnell missverstehen, treffen eine falsche Entscheidung und eines unserer Kinder fühlt sich dadurch benachteiligt, zurückversetzt, nicht ernst genommen oder Ähnliches. Solche negativen Gefühle werden nicht selten dann auf das Geschwisterchen projiziert, als Rache für die ungerechte Behandlung. Solche Situationen möchte ich bei meinen Kindern und Beratungen vermeiden.

Ich habe festgestellt, dass es sehr wichtig ist, sich erst der eigenen Haltung bewusst zu werden. Diese leitet uns im Umgang mit unseren Kindern. Ich vertrete nach wie vor einen bedürfnisorientierten Ansatz in meiner Familie. Beziehung vor Erziehung ist ein Satz, der mir sehr gefällt und meine Einstellung sehr gut beschreibt.

Meine Kommunikationsform – die der gewaltfreien Kommunikation – ist ein wichtiger Teil in meinem Buch wie auch in meinem Leben und in meiner Arbeit. Es gibt bestimmt noch viele andere Wege, miteinander zu kommunizieren, um ein harmonisches Familienleben zu fördern. Ich habe für mich diese Art gewählt, weil sie sehr bedürfnisorientiert und einfach umzusetzen ist. Klar benötigt es eine gewisse Zeit, um diese in den Alltag zu adaptieren. Wir sind geprägt von unseren alten Kommunikationsmustern, von denen wir uns erst einmal befreien müssen. Gelingt uns das, haben wir ein wunderbares Werkzeug, um im Streit unserer Kinder deeskalierend zu wirken. Das Wünschenswerteste dabei ist natürlich, dass unsere Kinder uns automatisch folgen, die Kommunikationsform übernehmen und so auch untereinander gewaltfrei kommunizieren lernen. Dann benötigen sie uns Eltern viel weniger und können Situationen viel besser untereinander klären.

Ich wünsche Dir, dass Dir meine Ansätze und Tipps helfen, ein harmonisches Familienleben zu fördern und wünsche Dir ganz viel Kraft und Geduld auf dem Weg dahin. Für Deine Kinder hoffe ich, dass sie ihr Geschwisterband im Laufe ihres Lebens immer weiter stärken können und eng miteinander verbunden bleiben.

# HINWEISE ZU WEITEREN INFORMATIONEN IM NETZ

Bei Fragen rund um das Thema Stillen ist die Organisation „La Leche Liga“ eine wunderbare Anlaufstelle. Es gibt auf der Webseite viele Informationen und bei Problemen oder Fragen kann eine ausgebildete Stillberaterin kontaktiert werden. Die Beratung ist kostenlos:

https://www.lalecheliga.de

Auf dieser Seite findest Du viel Wissenswertes rund um das Thema Baby, Stillen, Babyernährung. Die Autorin der Seite lebt eine bedürfnisorientierte Erziehung vor und berichtet von ihren Erfahrungen:

https://www.nestling.org

Eine weitere informative Seite, die ebenfalls den bedürfnisorientierten Ansatz verfolgt, auch Rund um das Thema Geschwister findest Du hier noch mehr Informationen:

https://geborgen-wachsen.de

Der Blog zum Beststeller Buch „Das gewünschteste Wunschkind aller Zeiten treibt mich in den Wahnsinn" liefert viel Spannendes zum Thema Erziehung:

https://www.gewuenschtestes-wunschkind.de/

# HAT DIR MEIN BUCH GEFALLEN?

Du hast mein Buch gelesen und weißt jetzt genau, worauf es in der Geschwistererziehung ankommt. Und genau deshalb bitte ich Dich jetzt um einen kleinen Gefallen. Rezensionen sind bei Amazon ein wichtiger Bestandteil von jedem angebotenen Produkt. Es ist mit das Erste, worauf Kunden schauen und nicht selten geben die Rezensionen später den entscheidenden Ausschlag, ein Produkt zu kaufen oder nicht. Gerade bei der endlos großen Auswahl von Amazon wird dieser Faktor immer wichtiger.

Wenn Dir mein Buch gefallen hat, wäre ich Dir mehr als dankbar, wenn Du mir eine Bewertung hinterlässt. Wie Du das machst? Klicke einfach auf meiner Amazon Produktseite auf folgenden Button:

**Dieses Produkt bewerten**

Sagen Sie Ihre Meinung zu diesem Artikel

Kundenrezension verfassen

Schreibe einfach kurz, was Dir ganz besonders gut gefallen hat und was Du als Erstes umsetzen möchtest. Es dauert nicht länger als ein paar Minuten, versprochen!

Du kannst Dir sicher sein, dass ich persönlich jede Rezension lese, denn es hilft mir sehr stark dabei, meine Bücher noch besser zu machen und sie genau an eure Wünsche anzupassen.

Daher sage ich Dir:

# HERZLICHEN DANK!

Deine Johanna

# QUELLENANGABEN

Die Bedeutung der Geschwisterkonstellation - Stellung in der Geschwisterreihe und deren Auswirkungen auf das Selbstkonzept
Seminararbeit, Patrick Lustenberger, 2002

Geschwister: die längste Beziehung des Lebens
2. Aufl., von Sitzler, Susann, 2014

Geschwister
Hrsg. von Wellmann, Bettina [Hrsg.], 2012

Geschwister: Vorbilder, Rivalen, Vertraute
3. Aufl., von Kasten, Hartmut, 1999

Geschwister: Wie sie das Leben prägen
1. Aufl., von Mack, Cornelia, 2013

Geschwister chronisch kranker und behinderter Kinder im Fokus: ein familienorientiertes Beratungskonzept
von Möller, Birgit Gude, Marlies Herrmann, Jessy Schepper, Florian, 2016

Geschwister: Ein Band fürs Leben. [Schwerpunkt] erschienen in Lernen fördern, 2009

Einzelkinder: Aufwachsen ohne Geschwister
von Kasten, Hartmut, 1995

https://www.kraftvollmama.de/gewaltfreie-kommunikation/

https://muettermagazin.com/mal-ehrlich-gibt-es-den-perfekten-altersunterscheid-zwischen-den-kindern/

https://www.spektrum.de/frage/sind-einzelkinder-anders-als-kinder-mit-geschwistern/1587834

https://www.familienhandbuch.de/familie-leben/familienformen/geschwister/geschwisterrivalitaet.php

https://eltern-raten-eltern-forum.de/warum-kinder-streiten/

https://www.aptawelt.de/schwangerschaft/Zweite-Schwangerschaft/Tipps-wie-sie-geschwisterrivalitaet-vorbeugen-konnen.html

https://www.baby-und-familie.de/Erziehung/Wenn-Kinder-ein-Geschwisterchen-bekommen-102101.html

https://www.familienhandbuch.de/familie-leben/familienformen/geschwister/mitdemzweitenkindwirdallesanders.php

https://www.stillkinder.de/stillen-in-der-schwangerschaft-und-tandemstillen/

https://kellymom.com/translation-german-tandem-faq/d16milkchanges/

https://lesezeichen.rocks/uebermutter-vs-rabenmutter-chancen-und-folgen-des-langzeitstillens/

https://www.still-lexikon.de/vorteile-des-laengeren-stillens-eine-argumentationshilfe/

https://www.kinderleute.de/teilen-lernen/

https://www.leben-und-erziehen.de/kleinkind/entwicklung-von-kleinkindern/das-zweite-kommt

https://www.gofeminin.de/mein-leben/geschwisterkonstellation-s2473685.html

https://www.fritzundfraenzi.ch/gesellschaft/familienleben/geschwister-kriegsbeil-und-friedenspfeife

https://www.spiegel.de/spiegel/print/d-45280085.html

# BUCHEMPFEHLUNGEN

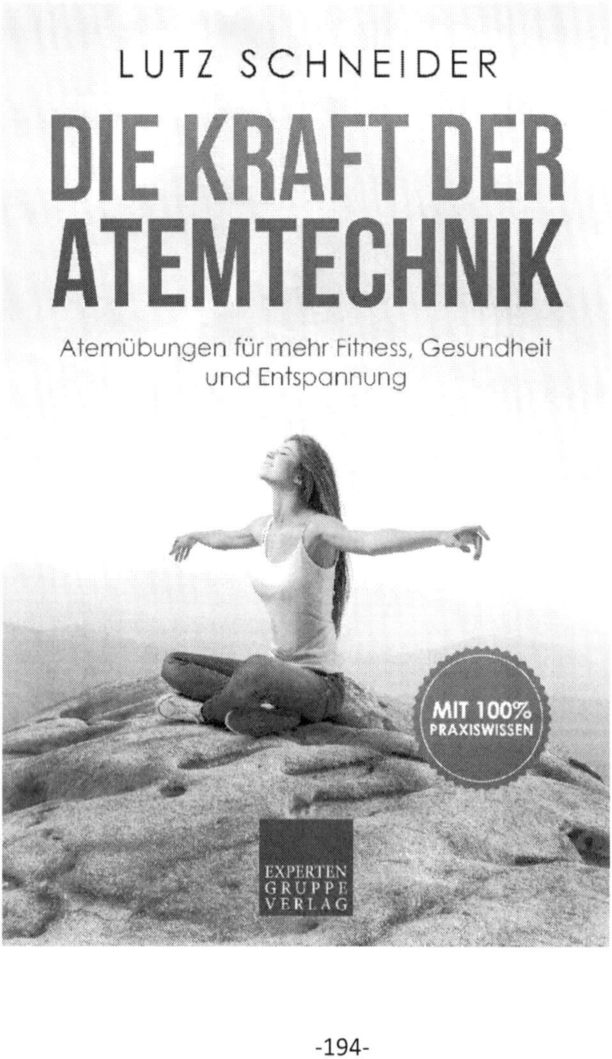

## Die Kraft der Atemtechnik –

Atemübungen für Fitness, Gesundheit und Entspannung

Wir können wochenlang ohne Essen und tagelang ohne Wasser auskommen, aber nur für ein paar kurze Minuten ohne Luft.

Wäre es nicht gerechtfertigt zu vermuten, dass die Luft, welche für das menschliche Überleben noch wichtiger ist als Nahrung oder Wasser, auch grundlegende Anforderungen erfüllen muss? Wie viel Luft sollten wir für eine optimale Gesundheit atmen? Und wie sollten wir sie einatmen?

Die Menge der Luft, die Du atmest, hat das Potenzial, alles zu verändern, was Du über Deinen Körper, Deine Gesundheit und Deine Leistung zu wissen glaubst.

In diesem Buch wirst Du die grundlegende Beziehung zwischen Sauerstoff und Deinem Körper entdecken. Eine erhöhte Sauerstoffversorgung ist nicht nur gesund, sondern ermöglicht auch eine höhere Trainingsintensität bei verminderter Atemnot. Kurz gesagt, Du wirst eine erhöhte Fitness sowie eine bessere Gesundheit und einen entspannteren Alltag feststellen können.

*Sei gespannt auf viele Hintergründe, Erfahrungsberichte, Schritt-für-Schritt-Anleitungen und Geheimtipps die sich maßgeschneidert auf Deine Atemtechnik beziehen und Dir zu mehr Fitness, Gesundheit und Entspannung verhelfen.*

**Dieses Buch erhältst Du ebenfalls auf Amazon!**

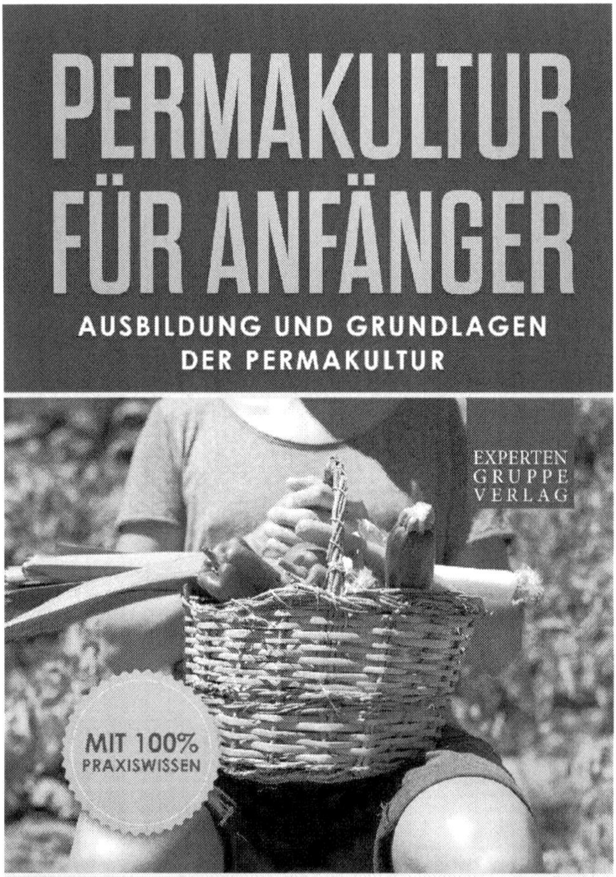
PERMAKULTUR
FÜR ANFÄNGER
AUSBILDUNG UND GRUNDLAGEN
DER PERMAKULTUR
EXPERTEN
GRUPPE
VERLAG
MIT 100%
PRAXISWISSEN
FRIEDHELM WEISS

## Permakultur für Anfänger –

Ausbildung und Grundlagen der Permakultur

Wäre es nicht toll, wenn unsere Gebäude und Fahrzeuge Wasser filtern könnten und gleichzeitig auch noch die Luftqualität verbessern würden? Mit dieser Absicht, die Umwelt wieder aufzufüllen, könnte unsere Welt herrlich sauber sein.

Aber wie genau verändert Permakultur die Welt?

Zum einen kann Permakultur Wüsten in produktive Oasen für die Lebensmittelproduktion verwandeln. Zum anderen kann sie uns die dringend benötigten Lösungen bringen, mit der wir den heute so offensichtlich schädlichen Einfluss der Menschen auf unseren Planeten reduzieren, wenn nichts sogar umkehren können.

Alles ordnet sich dem einen Ziel unter, dauerhaft und nachhaltig funktionierende Kreisläufe zu schaffen, die im Einklang mit der Natur ablaufen.

Hier werden die wichtigsten Philosophien der Permakultur erklärt, um Ihnen einen breiten Einblick in das Gebiet der Permakultur zu geben

Fangen Sie heute an und gehen Sie voraus, um mit ein wenig mehr Permakultur unseren Planeten zu retten!

**Dieses Buch erhältst Du ebenfalls auf Amazon!**

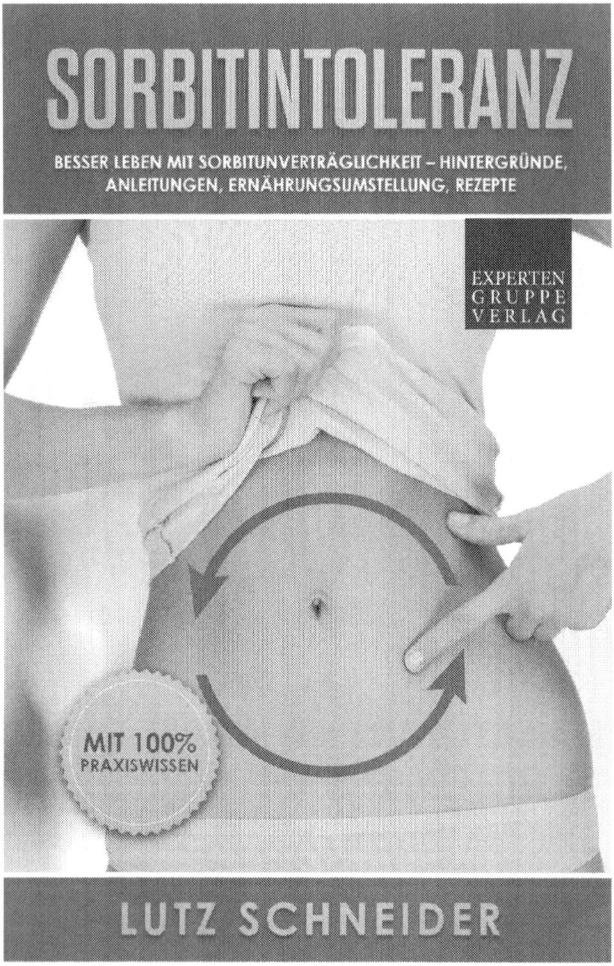
SORBITINTOLERANZ
BESSER LEBEN MIT SORBITUNVERTRÄGLICHKEIT – HINTERGRÜNDE, ANLEITUNGEN, ERNÄHRUNGSUMSTELLUNG, REZEPTE
EXPERTEN GRUPPE VERLAG
MIT 100% PRAXISWISSEN
LUTZ SCHNEIDER

## Sorbitintoleranz –

Besser leben mit Sorbitunverträglichkeit – Hintergründe, Anleitungen, Ernährungsumstellung, Rezepte

Sorbitunverträglichkeit ist unter den vielen Lebensmittelunverträglichkeiten eine der am wenigsten bekannten. Und das, obwohl immer mehr Menschen Sorbit schlecht vertragen.

Wäre es nicht großartig, wenn du endlich herausfinden könntest, ob auch Du an Sorbitunverträglichkeit leidest? Und wie Du Dich trotz Sorbitunverträglichkeit weiterhin abwechslungsreich und lecker ernähren könntest?

Durch industriell hergestellte Nahrungsmittel mit oft hohen Sorbitwerten nehmen immer mehr Menschen eine Sorbitdosis im Körper auf, mit dem die Verdauung nicht mehr zurecht kommt. Das führt zu vielfältigen und anhaltenden Beschwerden, die schwer zuzuordnen sind.

In diesem Buch wirst Du eine einfache Anleitung zur Umstellung Deiner Ernährung und alle wichtigen Infos rund um das Thema Sorbit entdecken.

**Dieses Buch erhältst Du ebenfalls auf Amazon!**

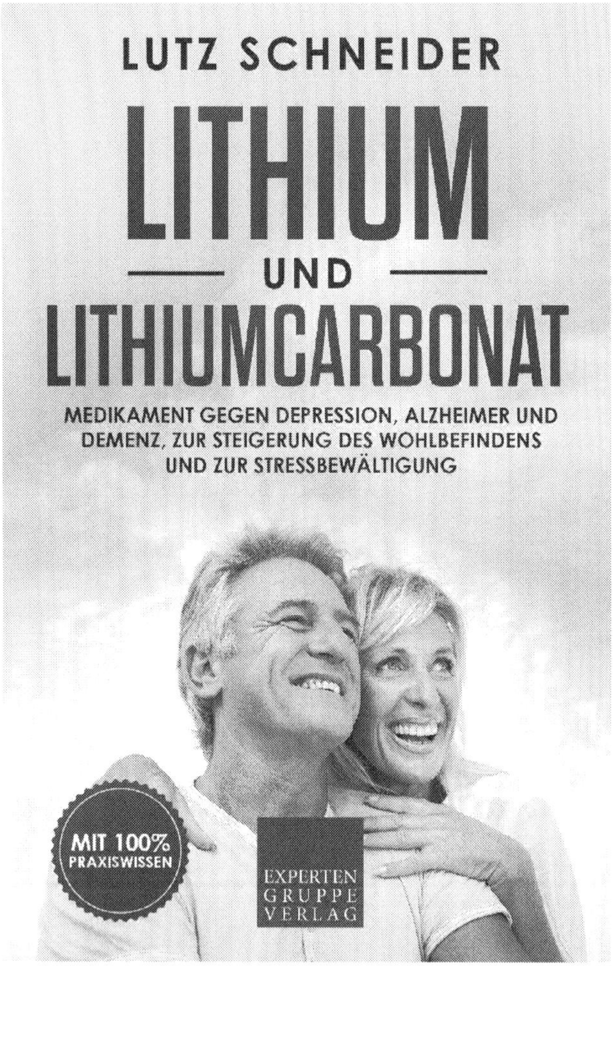
LUTZ SCHNEIDER
LITHIUM
UND
LITHIUMCARBONAT
MEDIKAMENT GEGEN DEPRESSION, ALZHEIMER UND DEMENZ, ZUR STEIGERUNG DES WOHLBEFINDENS UND ZUR STRESSBEWÄLTIGUNG
MIT 100% PRAXISWISSEN
EXPERTEN GRUPPE VERLAG

## Lithium und Lithiumcarbonat –

Medikament gegen Depression, Alzheimer und Demenz, zur Steigerung des Wohlbefindens und zur Stressbewältigung

Lithium ist uns hauptsächlich durch seinen Einsatz in Batterien bekannt. Dass es auch als Spurenelement in unserem Körper vorkommt, ist den meisten Menschen nicht bewusst.

Wäre es nicht großartig, wenn Du mit etwas mehr Lithium in Deinem Körper sowohl Krankheiten wie Depression oder Alzheimer bekämpfen könntest, als auch Dein alltägliches Wohlbefinden verbessern könntest? Wenn Du dazu nichts weiter tun müsstest, als genug Lithium zu Dir zu nehmen?

Lithium ist für jeden von uns ein wichtiger Baustein einer gesunden und nachhaltigen Lebensweise. Klinische Studien und wissenschaftliche Artikel sprechen hier eine sehr eindeutige Sprache. Und doch fristet Lithium noch immer ein Nischendasein, von großen Teilen der pharmazeutischen Wissenschaft und der breiten Bevölkerung kaum wahrgenommen.

Dabei liegen die Vorteile gerade im Bereich der Psyche und der mentalen Gesundheit auf der Hand. Und dazu ist es für jeden leicht erhältlich und anzuwenden. In diesem Buch wirst Du die Vorteile und die Wirkungsweise von Lithium auf Deinen Körper und Deine Psyche entdecken.

**Dieses Buch erhältst Du ebenfalls auf Amazon!**

# IMPRESSUM



1. Auflage

 Herausgeber: GbR, Martin Seidel und Corinna Krupp, Bachstraße 37, 53498 Bad Breisig, email: info@expertengruppeverlag.de, Coverfoto: www.depositphoto.com. Sämtliche hier dargestellten Inhalte dienen ausschließlich der neutralen Information. Sie stellen keinerlei Empfehlung oder Bewerbung der beschriebenen oder erwähnten Methoden dar. Dieses Buch erhebt weder einen Anspruch auf Vollständigkeit, noch kann die Aktualität und Richtigkeit der hier dargebotenen Informationen garantiert werden. Dieses Buch ersetzt keinesfalls die fachliche Beratung und Betreuung durch einen Arzt oder Psychologen. Der Autor und die Herausgeber übernehmen keine Haftung für Unannehmlichkeiten oder Schäden, die sich aus der Anwendung der hier dargestellten Information ergeben.

Printed in Poland
by Amazon Fulfillment
Poland Sp. z o.o., Wrocław

63683135R00120